老年人膳食指南

刘 苹 刘希宁 主编

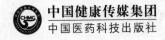

中国健康传媒集团
中国医药科技出版社

内 容 提 要

本书除了介绍老年人膳食营养、食材选购和烹调以及合理运动等知识外,还介绍了保健品的合理选择和老年人常见病的营养支持方案;为老年患者的饮食作出了指导和建议;使老年人更好地适应身体功能的改变,努力做到合理膳食、均衡营养,减少和延缓疾病的发生和发展,延长健康的生命时间。

图书在版编目(CIP)数据

老年人膳食指南/刘苹,刘希宁主编. —北京:中国医药科技出版社,2019.2
ISBN 978 - 7 - 5214 - 0703 - 7

Ⅰ.①老…　Ⅱ.①刘…②刘…　Ⅲ.①老年人—饮食营养学—指南　Ⅳ.①R153.3

中国版本图书馆 CIP 数据核字(2019)第 017182 号

美术编辑　陈君杞
版式设计　张　璐

出版　**中国健康传媒集团**｜中国医药科技出版社
地址　北京市海淀区文慧园北路甲 22 号
邮编　100082
电话　发行:010 - 62227427　邮购:010 - 62236938
网址　www.cmstp.com
规格　710×1000mm ¼₆
印张　12¼
字数　208 千字
版次　2019 年 2 月第 1 版
印次　2019 年 10 月第 2 次印刷
印刷　三河市万龙印装有限公司
经销　全国各地新华书店
书号　ISBN 978 - 7 - 5214 - 0703 - 7
定价　**29.00 元**

获取新书信息、投稿、为图书纠错,请扫码联系我们。

编 委 会

　　健康是人类永恒的追求，而膳食习惯是健康的重要基础。《中国居民营养与慢性病状况报告（2015）》显示，我国居民面临着营养缺乏和营养过剩的双重挑战。我国成年人营养不良率达 6%，儿童生长发育迟缓率约 3.2%，儿童青少年的消瘦率为 9%。6～17 岁青少年的体重超标率达 9.6%，肥胖率达 6.4%；18 岁以上成人体重超标率达 30.1%，肥胖率达 11.9%。因为这些体重超标、肥胖等因素，高血压、糖尿病等慢性病的发病率逐年上升；而且饮食不合理，高糖、高脂肪、低纤维膳食等不良的膳食结构问题日益突出。更为严重的是，我国居民的健康素养也令人担忧。2013 年原国家卫生和计划生育委员会开展的"中国居民健康素养调查"显示：我国居民具备健康素养的总体水平为 9.48%，慢性病预防素养为 11.59%。这种情况会使我国居民的疾病预防与控制工作更难以开展。

　　为了改善不良的膳食习惯，提高大众的健康素养，营养科普势在必行。2014 年起，原国家卫生和计划生育委员会委托中国营养学会再次启动膳食指南修订工作，结合中华民族饮食习惯以及不同地区食物可及性等多方面因素，参考其他国家膳食指南制定的科学依据和研究成果，对部分食物日摄入量进行了调整，提出了符合我国居民营养健康状况和基本需求的膳食指导建议。2016 年 5 月 13 日，原国家卫生和计划生育委员会疾控局发布了《中国居民膳食指南（2016）》。

　　为了更好地推广《中国居居膳食指南（2016）》，我们分别编写了老年人、婴幼儿和儿童少年、孕妇乳母的科普版。基于很多老年人都有不同程度的慢性疾病，本书中除了生动、详细地介绍了食物的营养价值、搭配方法，还介绍了这些人群的饮食误区以及常见疾病的食疗原则，我们希望更多人可以受益。

编　者
2018 年 10 月

目 录

1

第一章　我们为什么这样吃

第一节　膳食与膳食指南

如果有人问你，我们为什么要吃饭？许多人也许不假思索地将一句"民以食为天"脱口而出。膳食历史和人类历史息息相关：在远古时代，人和猿一样生长在树上，吃果子、树叶，有时也吃草根茎充饥，后来手和脚开始分工，能站立起来用后肢在地上行走了。为了吃的更好，人类开始使用工具捕猎，为了减少捕猎的危险性，当发现还未长成的小动物（如牛、马、羊等）就养起来，等长大了再吃，从此有了畜牧业。人类慢慢地发现一些动物很温顺，不舍得吃它，就用它当工具使用；以后又发现落在地上的种子会发芽，还会结新的果实，从而学会了种粮食。雷电引发森林火灾，把野生动物烧死并烧熟了，又发现烧熟的肉比生的肉更好吃，吃了更安全，不会拉肚子，后来发明了火种，便由吃生的变为吃熟的。自从有了种植和饲养技术后，人类的物资开始积余，这时就由公众推举出能人来管理分配食物。这就是氏族原始社会，有了语言，有了文字，人真正地从动物中分离出来了，从此人有了饭吃，有了衣穿，还有了房子住。

随着人类的进步，对饭食的要求也越来越高。吃饭除了是为了活着，更是为了好好地活着。《黄帝内经》指出："五谷为养，五果为助，五畜为益，五菜为充，气味合而服之，以补益精气"，可以说是最早的膳食指南。随着社会经济文化的发展及人民生活水平的提高，目前威胁人类健康的慢性非遗传疾病多与不恰当的营养素摄入有关，使得营养与疾病的关系受到广泛关注。

自 20 世纪 90 年代后期以来，我国居民患有与营养过剩和营养不平衡相关的心血管疾病、糖尿病、肥胖等一直保持上升的势头，严重影响我国居民的健康水平。

为提高人民健康水平，帮助居民获得正确的健康知识，合理选择食物，我国于 1989 年、1997 年、2007 年制定过 3 次膳食指南。2014 年起，原国家卫生和计划生育委员会委托中国营养学会再次启动膳食指南修订工作，修订过程中，根据《中国居民营养与慢性病状况报告（2015）》中指出的我国居民面临营养缺乏和营养过剩双重挑战的情况，结合中华民族饮食习惯以及不同地区食物可及性等多方面因素，参考其他国家膳食指南制定的科学依据和研究成果，对部分食物日摄入量进行调整，提出符合我国居民营养健康状况和基本需求的膳食指导建议。《中国居民膳食指南（2016）》就是一本帮助你合理饮食的书，一本教会你吃饭的书。

第二节　人体与膳食营养素的关系

膳食可以帮助人们获得健康。膳食营养在人们的生活中起着非常重要的作用。在日常生活中，有没有营养最全的食物呢？可不可能吃一种食物就能满足人体全部生理需要呢？

注意：除了母乳可以提供 6 个月以内婴儿的全部营养需求以外，没有任何一种食物可以提供人类需要的全部营养物质。

一、营养素藏在哪里

营养素是指食物中可给人体提供能量、构成机体和组织修复以及具有生理调节功能的化学成分，是人类赖以生存的物质基础。现代医学研究表明，人体所需的营养素不下百种，其中一些可由自身合成、制造，但无法自身合成、制造的约有 40 种，可概括为：蛋白质、脂肪、碳水化合物、无机盐（矿物质）、维生素、水和纤维素等 7 类。

这些营养素存在于食物中，每类食物为机体提供的营养是不同的，只食入单一品种的食物对于营养素的摄取是不利的，从营养学角度来看，一般将食物分为以下五类。

第一类谷类及薯类：主要提供碳水化合物、蛋白质、膳食纤维及 B 族维生素。

第二类动物性食物：主要提供蛋白质、脂肪、矿物质、维生素 A 和 B 族维生素。

第三类豆类及其制品：主要提供蛋白质、脂肪、膳食纤维、矿物质和 B 族维生素。

第四类蔬菜水果类：主要提供膳食纤维、矿物质、维生素 C 和胡萝卜素。

第五类纯热能食物：主要提供能量。植物油还可提供维生素 E 和必需脂肪酸。

这些营养素既具有各自的生理功能，如提供能量、构成组织及调节等，在代谢过程中又密切联系，共同参与生命活动，一旦出现缺失就会导致一系列的营养性疾病。

二、营养素对人体有什么作用

总的说来，营养素就是构成人体需要的所有物质，是健康之本。它们分为三大产能营养素（碳水化合物、脂肪和蛋白质）及其他营养素（维生素、矿物质、水和纤维素）。

这些营养素在体内主要有以下功能：①供给能量；②提供人体的"建筑材料"，用以构成和修补身体组织；③参与合成调节人体生理变化的物质。

1. 三大产能营养素

（1）碳水化合物：是机体的重要能量来源。糖原是肌肉和肝脏碳水化合物的储存形式。一般说来，机体所需能量的50%以上是由食物中的碳水化合物提供的。尤其对于脑组织来说，脑细胞代谢消耗的碳水化合物主要来自血糖。碳水化合物在体内可以供给和储存能量，构成组织及重要生命物质，提高蛋白质在体内的利用率，还是体内一种重要的结合解毒剂，在肝脏中能与许多有害物质如细菌毒素、酒精、砷等结合，以消除或减轻这些物质的毒性或生物活性，同时纤维素和果胶、抗性淀粉、功能性低聚糖都属于碳水化合物，所以它还能刺激肠道蠕动，利于肠道菌群增殖，从而增强肠道功能。

（2）脂肪：是人体主要供给能量的物质。在正常情况下，人体所消耗的能源物质中有40%～50%来自体内的脂肪。除了供能，它还可以构成身体成分，如细胞膜、神经髓鞘膜都必须有脂类参与构成。此外，脂肪还可提供脂溶性维生素并促进脂溶性维生素的吸收；保护脏器和维持体温；节约蛋白质；脂肪还可增加膳食的美味和增加饱腹感等许多功能。

（3）蛋白质：蛋白质一词源于希腊文的"preteios"，是"头等重要"的意思，表明蛋白质是生命中头等重要的物质。现已证明，生命的产生、存在和消亡都与蛋白质有关，蛋白质是生命的物质基础，没有蛋白质就没有生命。

蛋白质是构成机体组织、器官的重要成分，人体各组织、器官无一不含蛋白质。细胞中，除水分外，蛋白质约占细胞内物质的80%。因此，构成机体组织、器官的成分是蛋白质最重要的生理功能。人体内各种组织细胞的蛋白质始终在不断更新。身体受伤后也需要蛋白质作为修复材料。

机体生命活动之所以能够有条不紊地进行，有赖于多种生理活性物质的调节。蛋白质在体内是构成多种重要生理活性物质的成分，参与调节生理功能：如酶蛋白具有促进食物消化、吸收和利用的作用；免疫蛋白具有维持机体免疫功能的作用；血红蛋白具有携带、运送氧的功能；白蛋白具有调节渗透压、维持体液平衡的功能等。

蛋白质也可以供给能量。蛋白质是由氨基酸构成的，在机体蛋白质代谢中，也主要是利用氨基酸进行合成和分解代谢。氨基酸也可以作为能源物质，但这是用较高的代价而取得的。

2. 其他营养素

人体内含有 60 多种元素，我们熟知的那些维生素（比如维生素 B、A、C、D、E、K 及叶酸等）和矿物质（比如钙、钾、钠、镁等）都直接或者间接参与人体代谢，对人体有重要作用。比如钙和维生素 D 参与牙齿和骨骼的生长，铁和维生素 C 参与血红蛋白的合成，缺乏维生素 K 会造成凝血障碍等。

水和膳食纤维现在在营养学中也备受重视。成人体内水分含量占体重的 65% 左右，血液中含水量占 80% 以上。水广泛分布在组织细胞内外，参与人体内的物质代谢，构成人体的内环境，还能调节体温。

膳食纤维的主要成分为非淀粉多糖，是来自植物细胞壁，包括纤维素、半纤维素、果胶和非多糖成分的木质素等。研究发现膳食纤维与许多疾病相关，比如摄入膳食纤维能够缓解便秘，预防肠癌，防治肥胖病，降低血糖，降低血清胆固醇等。

三、营养性疾病

营养性疾病是指因营养素供给不足、过多或比例失调而引起的一系列疾病的总称。

1. 营养缺乏或不足

营养缺乏或不足可直接引起相应的营养缺乏病，如蛋白质－能量营养不良、脚气病、坏血病、营养性贫血等。引起营养缺乏病的原因常分为原发性和继发性两类。

（1）原发性营养缺乏是指单纯摄入不足，既可以是个别营养素摄入不足，也可以是几种营养素同时摄入不足。造成营养素摄入不足的常见原因如下：

①战争、灾荒、贫困等社会经济因素引起的食物短缺。

②不良的饮食习惯，如偏食、忌食或挑食等使某些食物摄入不足或缺乏而引起营养缺乏；如不吃鸡蛋、鱼、肉、胡萝卜、葱等均能减少一些营养素来源而引起营养缺乏病。

③不合理的烹调加工，造成食物中营养素被破坏和损失，虽摄入食物数量不少，但某些营养素却不足。如长期食用精白米面、捞饭等易患脚气病。米面过分地被加工，可使其中所含的硫胺素损失达 90%，维生素 B_2、烟酸和铁的损失可达 70%～85%，这是因为这些营养物质集中分布于麸皮、米糠与胚芽中，过分精细加工会使其大部分丢失。近年来，我国居民生活水平提高了，许多城镇居民却

因长期喜食精白米面而引起维生素 B_1 缺乏症，应引起足够的重视；再比如由于烹调温度过高、加热的时间过长，食物中的维生素 A、维生素 C、维生素 E 和维生素 B_1 容易受到破坏；当水煮食物时，一些矿物质和水溶性维生素常常溶解于水中而被倒掉，均造成营养素的破坏或损失，人为导致营养缺乏病的发生；还有，蔬菜先切后洗可使维生素 C 大量损失。

（2）继发性营养缺乏是由于机体内外各种因素影响而引起营养缺乏或不足，主要是疾病、药物、生理变化等原因引起的消化、吸收、利用障碍或需要量增加等。如消化道疾病或胃肠手术等引起的营养素吸收障碍或生长发育、妊娠、哺乳或环境因素引起的机体需要量增加等。

2. 营养过剩或比例失调

维生素 A、D 及某些必需微量元素摄入过多可致中毒；热能、脂肪等摄入过多可致肥胖、高脂血症、动脉粥样硬化等；高盐和低纤维素膳食可引起高血压等。营养过剩或比例失调的主要原因如下：

（1）膳食结构不合理（如膳食中动物性食物比重过大，植物性食物比重过小，精制食物多，蔬菜、水果少）是导致营养过剩和营养不平衡的主要原因。有些经济条件较好的人每天仅吃一些动物性或高能量的食物（如肉类、牛奶、面包、咖啡或含酒精的饮料），会因为缺乏新鲜蔬菜和水果而患上维生素 C 缺乏症。

（2）不良饮食行为和习惯（如进食高盐饮食、大吃大喝、暴饮暴食、追求饮食享受以及优质食物集中消费等）是造成营养过剩的重要原因。

所以不论男女老幼，营养素的补充一定要全面均衡，尤其是维生素、矿物质，因为它们之间有很强的协同作用。要想获得足够的营养素，人体就必须摄入丰富多样的食物，实现膳食的科学合理搭配，取长补短。合理膳食是一个综合性的概念，它既要求通过膳食的调配提供满足人体生理需要的热能和各种营养素，又要求膳食构成的比例平衡，还要考虑合理的膳食制度和烹饪方法，以利于各种营养物质的消化和利用。

总结

本章讲述了"民以食为天"的概念。食物是健康的物质基础，只有遵循营养学基本原理，合理营养，平衡膳食，科学安排日常饮食，才能健康。膳食指南就是指导人们合理饮食的宝典。

近年来，随着营养科学、生命科学、食品科学等飞速发展，对人体与营养素的关系以及食物成分与疾病相互关系的研究不断得到广泛、深入地拓展。通过改善饮食条件与食物组成，发挥食物本身的生理调节功能以提高人类健康水平日益成为人们的共识。

第二章 各版本《中国居民膳食指南》的区别

　　居民营养与慢性病状况是反映一个国家经济社会发展、卫生保健水平和人口健康素质的重要指标，关系到国家长期可持续发展的战略，也影响到国家的国际竞争力。

　　民众的健康与营养是分不开的。我国早在20世纪80年代末期就开始重视居民营养与健康的关系。为系统地归纳居民营养与健康的关系，以提高我国居民营养健康意识，使居民科学地选择食物，减少及预防相关疾病的发生，1989年我国首次发布了《中国居民膳食指南》。此后，为了更科学地指导我国居民营养健康的需要，保证《中国居民膳食指南》的时效性和科学性，中国营养学会陆续在1997年、2007年、2016年分别作了三次修订和出版。这四次出版总共间隔了27年，大约10年就修订一次，这也充分证明了我国卫生部门对居民力争平衡膳食，获得合理营养的高度重视。在近30年的时间里，居民膳食结构不断发生变化，健康状况及慢性病的结构也在不断发生变化。卫生部门强调在居民营养健康的关键时期，需适应时代的进行干预，改善全民营养与身体健康状况，控制和减少慢性病的发生。

第一节　各版市《中国居民膳食指南》的主要内容

　　《中国居民膳食指南》的核心是提倡平衡膳食与合理营养以达到促进健康的目的。由于每个版本出现的时代不同，我国居民膳食消费和营养状况不同，每个版本提出了不同的观点，并不断地修改与补充。

一、我国第一个膳食指南

中国营养学会于1989年制定了我国第一个膳食指南，共有以下8条内容。

（1）食物要多样。

（2）饥饱要适当。

（3）油脂要适量。

（4）粗细要搭配。

（5）食盐要适量。

（6）甜食要少吃。

（7）饮酒要节制。

（8）三餐要合理。

二、《中国居民膳食指南（1997）》

随着我国经济发展和居民膳食结构的不断变化，1997年由中国营养学会常务理事会通过并发布了新的《中国居民膳食指南》，包括以下8条内容。

（1）食物多样，谷类为主。

（2）多吃蔬菜、水果和薯类。

（3）常吃奶类、豆类或其制品。

（4）经常吃适量的鱼、禽、蛋、瘦肉，少吃肥肉和荤油。

（5）食量与体力活动要平衡。

（6）吃清淡少盐的膳食。

（7）如饮酒应限量。

（8）吃清洁卫生、不变质的食物。

继1997年提出《中国居民膳食指南》之后，中国营养学会专家委员会为了进一步帮助我国居民把膳食指南的各项原则具体应用到日常生活实践中，又研究了中国居民对各类食物需求量的有关问题。专家们在参考外国经验的基础上，又充分结合我国关于膳食的有关研究，第一次提出了适合我国居民的"平衡膳食宝塔"。这是对第一版《中国居民膳食指南》的一个有力补充，使之更加具体化，即宝塔是对膳食指南的量化和形象化的描述。它使我国居民在日常生活中能够更方便地运用膳食指南来指导营养的多个方面。"平衡膳食宝塔"提出的膳食模式是比较理想化的，因此它所建议的食物量，可能与大多数人当时实际情况会有一定的差距。为了进一步改善中国居民的膳食营养状况，还应把它看作是一个新的目标，来不断争取，不断实现。"平衡膳食宝塔"共分五层，包含我们每天应该吃的主要食物种类。宝塔中的层次位置与面积的不同，相应地反映出各类食物在膳食中的地位及所占的比重。其中各层级内容分别为：位居底层的是谷类食物，每天应吃300~500g；位居第二层的是蔬菜和水果，每天分别应吃400~500g和100~200g；位居第三层的是鱼、禽、肉、蛋等动物性食物，每天应吃125~200g（鱼、虾50g，畜、禽肉50~100g，蛋类25~50g）；位居第四层的是奶类和豆类食物，每天应吃奶类及奶制品100g和豆类及豆制品50g；位居第五层塔尖的是油脂类，每天不超过25g。

《中国居民膳食指南》（1997）对《中国居民膳食指南》（1989）的另外一个有力的补充内容是提出了特殊人群的膳食指南。《中国居民膳食指南》是通用型的，适用于健康成人及 2 岁以上儿童。不同生理状态的人群有着特定的营养需求。为保证特定人群对膳食营养的特殊需求，《中国居民膳食指南》（1997）制定了包括婴儿、幼儿及学龄前儿童、学龄儿童、青少年、孕妇、乳母、老年人在内的七种不同人群的膳食指南。

（一）婴儿

（1）鼓励母乳喂养。

（2）母乳喂养 4~6 个月后逐步添加辅食。

（二）幼儿及学龄前儿童

（1）每日饮奶。

（2）养成不挑食、不偏食的良好饮食习惯。

（三）学龄儿童

（1）保证吃好早餐。

（2）少吃零食，饮用清淡饮料，控制食糖摄入。

（3）重视户外活动。

（四）青少年

（1）多吃谷类，供给充足的能量。

（2）保证鱼、肉、蛋、奶、豆类和蔬菜的摄入。

（3）参加体力活动，避免盲目节食。

（五）孕妇

（1）自妊娠第 4 个月起，保证充足的能量。

（2）妊娠后期保持体重的正常增长。

（3）增加鱼、肉、蛋、奶、海产品的摄入。

（六）乳母

（1）保证供给充足的能量。

（2）增加鱼、肉、蛋、奶、海产品的摄入。

（七）老年人

（1）食物要粗细搭配，易于消化。

（2）积极参加适度体力活动，保持能量平衡。

三、《中国居民膳食指南（2007）》

随着我国社会经济快速发展，居民的膳食状况明显改善，城乡儿童、青少年平均身高增加，营养不良患病率下降，我国居民膳食结构及生活方式也随之发生了重要变化，相关的慢性非传染性疾病患病率也在增加。为了给居民提供最基本、最科学的健康指导，原卫生部本着以人为本的科学发展观，委托中国营养学会组织专家修改并制定了《中国居民膳食指南》（2007）。它包括了 3 个部分的内容，分别是一般人群膳食指南、特定人群膳食指南、中国居民平衡膳食宝塔。

一般居民膳食指南包括以下 10 条内容。

（1）食物多样，谷类为主，粗细搭配。

（2）多吃蔬菜水果和薯类。

（3）每天吃奶类、大豆或其制品。

（4）常吃适量的鱼、禽、蛋和瘦肉。

（5）减少烹调油用量，吃清淡少盐膳食。

（6）食不过量，天天运动，保持健康体重。

（7）三餐分配要合理，零食要适当。

（8）每天足量饮水，合理选择饮料。

（9）如饮酒应限量。

（10）吃新鲜卫生的食物。

特定人群膳食指南中包括了中国孕期（孕前期，孕早期，孕中、末期）和哺乳期妇女膳食指南；中国婴幼儿（0～6 月龄婴儿、6～12 月龄婴儿、1～3 岁幼儿）和儿童少年膳食指南；中国老年人膳食指南。

（一）孕前期妇女膳食指南

（1）多摄入富含叶酸的食物或补充叶酸。

（2）常吃含铁丰富的食物。

（3）保证摄入加碘食盐，适当增加海产品的摄入。

（4）戒烟、禁酒。

（二）孕早期妇女膳食指南

（1）膳食清淡、适口。

（2）少食多餐。

（3）保证摄入足量富含碳水化合物的食物。

（4）多摄入富含叶酸的食物并补充叶酸。

（5）戒烟、禁酒。

（三）孕中、末期妇女膳食指南

（1）适当增加鱼、禽、蛋、瘦肉、海产品的摄入量。

（2）适当增加奶类的摄入。

（3）常吃含铁丰富的食物。

（4）适量身体活动，维持体重的增长。

（5）禁烟、戒酒，少吃刺激性食物。

（四）中国哺乳期妇女膳食指南

（1）增加鱼、禽、蛋、瘦肉及海产品摄入。

（2）适当增饮奶类，多喝汤水。

（3）产褥期食物多样，不过量。

（4）忌烟酒，避免喝浓茶和咖啡。

（5）科学活动和锻炼，保持健康体重。

（五）0～6月龄婴儿喂养指南

（1）纯母乳喂养。

（2）产后尽早开奶，初乳营养最好。

（3）尽早抱婴儿到户外活动或适当补充维生素 D。

（4）给新生儿和 1～6 月龄婴儿及时补充适量维生素 K。

（5）不能用纯母乳喂养时，宜首选婴儿配方食品喂养。

（6）定期监测生长发育情况。

（六）6～12月龄婴儿喂养指南

（1）奶类优先，维持母乳喂养。

（2）及时合理添加辅食。

（3）尝试多种多样的食物，少糖、无盐、不加调味品。

（4）逐渐让婴儿自己进食，培养良好的进食行为。

（5）定期监测生长发育情况。

（6）注意饮食卫生。

（七）1～3岁幼儿喂养指南

（1）继续给予母乳喂养或其他乳制品，逐步过渡到食物多样。

（2）选择营养丰富、易消化的食物。

（3）采用适宜的烹调方式，单独加工制作膳食。

（4）在良好的环境下规律进餐，重视良好饮食习惯的培养。

（5）鼓励幼儿多做户外游戏与活动，合理安排零食，避免过瘦与肥胖。

（6）每天足量饮水，少喝含糖的饮料。

（7）定期监测生长发育状况。

（8）确保饮食卫生，严格餐具消毒。

（八）学龄前儿童膳食指南

（1）食物多样，谷类为主。

（2）多吃新鲜蔬菜和水果。

（3）经常吃适量的鱼、禽、蛋、瘦肉。

（4）每天饮奶，常吃大豆及其制品。

（5）膳食清淡少盐，正确选择零食，少喝含糖高的饮料。

（6）食量与体力活动要平衡，保证正常体重增长。

（7）不挑食、不偏食，培养良好饮食习惯。

（8）吃清淡卫生、未变质的食物。

（九）儿童、少年膳食指南

（1）三餐定时定量，保证吃好早餐，避免盲目节食。

（2）吃富含铁和维生素C的食物。

（3）每天进行充足的户外运动。

（4）不抽烟、不饮酒。

（十）老年人膳食指南

（1）食物要粗细搭配、松软，易于消化、吸收。

（2）合理安排饮食，提高生活质量。

（3）重视预防营养不良和贫血。

（4）多做户外活动，维持健康体重。

中国居民平衡膳食宝塔（以下简称膳食宝塔）是根据《中国居民膳食指南》的核心内容，结合中国居民膳食的实际状况，把平衡膳食的原则转化成各类食物的重量，方便居民在日常生活中实行。膳食宝塔共分五层，包含我们每天应吃的主要食物种类。膳食宝塔各层位置和面积不同，在一定程度上反映出各类食物在膳食中的地位和应占的比重。膳食宝塔各层级结构是：位于底层的是谷类食物，每天应该吃 250～400g；位于第二层的是蔬菜和水果，每天应吃 300～500g 和 200～400g；位于第三层的是鱼、禽、肉、蛋等动物性食物，每天应该吃 125～225g（鱼虾类 50～100g，畜、禽肉 50～75g，蛋类 25～50g）；位于第四层的是奶类和豆类食物，每天应吃相当于鲜奶 300g 的奶类及奶制品和相当于干豆 30～50g 的大豆及制品；位于第五层塔顶的是烹调油和食盐，每天烹调油不超过 25g 或 30g，食盐不超过 6g。

膳食宝塔没有建议食糖的摄入量，因为我国居民当时平均吃糖的量还不多，对健康的影响还不大。但多吃糖有增加龋齿的危险，尤其是儿童、青少年不应吃太多的糖和含糖高的食品及饮料。

膳食宝塔强调了足量饮水和增加身体活动的重要性。水是膳食的重要组成部分，是一切生命必需的物质，其需要量主要受年龄、环境温度、身体活动等因素的影响。在温和气候条件下生活的轻体力活动的成年人每日至少饮水 1200ml（约 6 杯）；在高温或重体力劳动的条件下，应适当增加。饮水不足或过多都会对人体健康带来危害。饮水应少量多次，要主动，不要感到口渴时再喝水。当前我国大多数成年人身体活动不足或缺乏体育锻炼，应改变久坐少动的不良生活方式，养成天天运动的习惯，坚持每天多做一些消耗体力的活动。建议成年人每天进行累计相当于步行 6000 步以上的身体活动；如果身体条件允许，最好进行 30 分钟中等强度的运动。

四、《中国居民膳食指南（2016）》

《中国居民膳食指南（2016）》是以科学证据为基础，从维护健康的角度出发，为我国居民提供食物营养和身体活动的指导，所述内容都是从理论研究到生活实践的科学共识，在指导我国居民平衡膳食、改善营养状况及增强健康素质方面具有重要意义。近年来，我国居民健康状况和营养水平得到不断改善，人均预期寿命逐年增长。2015 年发布的《中国居民营养与慢性病状况报告》显示，虽然我国居民膳食能量供给比较充足，体格发育与营养状况总体来讲都在不断发生改善，但居民膳食结构仍存在不合理现象，脂肪摄入量过多，豆类、奶类消费量偏低，部分地区营养不良的问题依然存在，超重、肥胖问题显现，与膳食营养相关的慢性病对我国居民健康的威胁越来越严重。总体来看，我国居民的膳食营养结构及疾病谱都发生了新的较大变化。

俗语称"病从口入"，糖尿病、高血压等慢性病与饮食、运动等生活方式密切相关。2014 年起，原国家卫生和计划生育委员会委托中国营养学会再次启动《中国居民膳食指南》修订工作。修订过程中，根据《中国居民营养与慢性病状况报告（2015）》中指出的我国居民面临营养缺乏和营养过剩双重挑战的情况，结合中华民族饮食习惯以及不同地区食物可供性等多方面因素，参考其他国家膳食指南制定的科学依据和研究成果，对部分食物日摄入量进行了调整，为我国居民营养健康状况和基本需求的膳食提供建议，使我国居民最终做出有益健康的选择和行为改变。

《中国居民膳食指南（2016）》包括一般人群的指南、特定人群的指南、平衡膳食实践指南。同时推出了中国居民膳食宝塔（2016）、中国居民平衡膳食餐盘（2016）和儿童平衡膳食算盘等三个可视化图形，指导大众在日常生活中进行具体实践。为方便百姓应用，这次还特别推出了《中国居民膳食指南（2016）》科普版，帮助百姓做出有益健康的饮食选择和行为改变。

一般人群的膳食指南包括以下 6 条核心营养建议。

（1）食物多样，谷类为主。

（2）吃动平衡，健康体重。

（3）多吃蔬果、奶类、大豆。

（4）适量吃鱼、禽、蛋、瘦肉。

（5）少盐少油，控糖限酒。

（6）杜绝浪费，兴新食尚。

特定人群膳食指南中包括了中国孕期（备孕期、孕期）和哺乳期妇女膳食指南；中国婴幼儿（6 月龄内婴儿、7～24 月龄婴幼儿）喂养指南及学龄前儿童、学龄儿童膳食指南；中国素食人群膳食指南；中国老年人膳食指南。

（一）备孕妇女膳食指南

（1）调整体重到适宜水平。

（2）多食含铁、碘丰富的食物。

（二）孕期妇女膳食指南

（1）补充叶酸，常吃含铁丰富的食物，选用碘盐。

（2）孕吐严重者，可少量多餐，保证摄入含必要量碳水化合物的食物。

（3）孕中、晚期适量增加奶、鱼、禽、蛋、瘦肉的摄入。

（4）适量进行身体活动，维持孕期适宜增重。

（5）禁烟酒，愉快孕育新生命，积极准备母乳喂养。

（三）哺乳期妇女膳食指南

（1）增加富含优质蛋白质及维生素 A 的动物性食物和海产品，选用碘盐。

（2）产褥期食物多样、不过量，重视整个哺乳期营养。

（3）愉快心情，充足睡眠，促进乳汁分泌。

（4）坚持哺乳，适度活动，逐步恢复适宜体重。

（5）忌烟酒，避免浓茶和咖啡。

（四）6 月龄内母乳喂养膳食指南

（1）产后尽早开奶，坚持新生儿第一口食物是母乳。

（2）坚持 6 月龄内纯母乳喂养。

（3）顺应喂养，建立良好的生活规律。

（4）生后数日开始补充维生素 D，不需补钙。

（5）婴儿配方奶是不能纯母乳喂养时的无奈选择。

（6）监测体格指标，保持健康生长。

（五）7～24 月龄婴幼儿喂养膳食指南

（1）继续母乳喂养，满 6 月龄起添加辅食。

（2）从富含铁的泥糊状食物开始，逐步添加达到食物多样。

（3）提倡顺应喂养，鼓励进食但不强迫进食。

（4）辅食不加调味品，尽量减少糖和盐的摄入。

（5）注重饮食卫生和进食安全。

（6）定期监测体格指标，追求健康生长。

（六）学龄前儿童（2 周岁以后至未满 6 周岁）膳食指南

学龄前儿童摄入的食物种类和膳食结构已开始接近成人，是饮食行为和生活方式形成的关键时期。基于学龄前儿童生理和营养特点，其膳食指南应在一般人群膳食指南基础上增加以下 5 条内容。

（1）规律进餐，自助进食不挑食，培养良好的饮食习惯。

（2）每天饮奶，足量饮水，正确选择零食。

（3）食物应合理烹调，易于消化，少调料、少油炸。

（4）参与食物选择与制作，增进对事物的认知与喜爱。

（5）经常户外活动，保障健康生长。

（七）学龄儿童（从 6 岁到不满 18 岁的未成年人）膳食指南

学龄儿童正处于在校学习阶段，生长发育迅速，对能量和营养素的需要量相对高于成年人。充足的营养是学龄儿童智力和体格正常发育，乃至一生健康的物质保证，因此，更需要强调合理膳食、均衡营养。这一时期也是行为和生活方式形成的关键时期，家庭、学校和社会应积极开展饮食教育。在一般膳食指南的基础上，培养他们从小养成健康的饮食行为，经常进行多样性的身体活动，保持适宜的体重增长，以促进身心健康。

（1）认识食物，学习烹饪，提高营养科学素养。

（2）三餐合理，规律进餐，培养健康饮食行为。

（3）合理选择零食，足量饮水，不喝含糖饮料。

（4）不偏食节食，不暴饮暴食，保持适宜体重增长。

（5）保证每天至少活动 60 分钟，增加户外活动时间。

（八）素食人群膳食指南

（1）谷类为主，食物多样；适量增加全谷物。

（2）增加大豆及其制品的摄入，每天 50 ~ 80g（相当于大豆干重），经常食用发酵豆制品。

（3）常吃坚果、海藻和菌菇。

（4）蔬菜、水果应充足。

（5）合理选择烹调油。

（九）中国老年人膳食指南

老年人和高龄老人分别是指 65 岁和 80 岁以上的成年人。随着年龄的增加，老年人的器官功能出现渐进性的衰退，如消化液分泌减少，消化、吸收能力下降，牙齿脱落，视觉、听觉及味觉等器官反应迟钝，心脑功能衰退，肌肉萎缩，等。这些改变均不同程度地影响老年人对食物摄取、消化和吸收的能力，使得老年人营养缺乏和慢性非传染性疾病发生的风险增加。因此，老年人需要正确、科学的营养指导。《中国居民膳食指南（2016）》结合老年人的生理特点、健康状况、营养需求等提出的合理营养方法，在普通膳食指南的基础上，增加了适应老年人特点的膳食指导内容，帮助老年人更好地适应身体功能的改变，努力做到合理营养、均衡膳食，减少和延缓营养相关疾病的发生和发展，延长健康生命时间，促进我国实现成功老龄化。

（1）少量多餐细软，预防营养缺乏。

（2）主动足量饮水，积极户外活动。

（3）延缓肌肉衰减，维持适宜体重。

（4）摄入充足食物，鼓励陪伴进餐。

平衡膳食实践指南主要是指导大众在日常生活中如何具体实践膳食指南的科学推荐，通过食物选择和营养饮食指导，告诉大家如何依据指南安排一日三餐的饮食。新的推荐对中国居民平衡膳食宝塔进行了修订，同时推出两个新的可视化图形，分别是中国居民平衡膳食餐盘和儿童平衡膳食算盘，以便于对平衡膳食知识的理解、学习、操作和传播。

膳食宝塔各层级结构是：①位于底层的是谷薯类食物，每天应该吃 250~400g（全谷物和杂豆 50~150g，薯类 50~100g）；新版指南调高了中国居民日均饮水量推荐值，从过去每天 1200ml（约 6 杯）调高至每天 1500~1700ml（7~8 杯水）。②位于第二层的是蔬菜和水果，每天应吃 300~500g 和 200~350g。③位于第三层的是畜禽肉、水产品、蛋类等动物性食物，每天应该吃水产品 40~75g，畜禽肉 40~75g，蛋类 40~50g。位于第四层的是奶及奶制品类和大豆及坚果类，每天应吃相当于鲜奶 300g 的奶类及奶制品和相当于干豆 25~35g 的大豆及制品、坚果。位于第五层塔顶的是烹调油和食盐，每天烹调油不超过 25g 或 30g，食盐小于 6g。

五、2016 年新指南与 2007 年指南的区别

（1）新版膳食指南新增了两类人群的指南，即备孕指南和素食者的指南，对不同人群的健康饮食指导更详细了。新版膳食指南明确了 2 岁幼儿应该开始采取与成人一致的平衡膳食生活方式，覆盖人群从 2007 版的 6 岁以上改为 2 岁以上。

（2）新版膳食指南注重科普，更亲民，更实用。新版膳食指南新增"中国居民膳食平衡餐盘"和"中国儿童平衡膳食算盘"等可视化图形与图表的宣传工具，对食物按"份量"进行了定量；而且配套的科普活动非常多样，还在科普书中做了应用性的食谱。

（3）具体内容来说，核心推荐中减少了粗细搭配、足量饮水、吃新鲜卫生食物等条目，推荐的摄入量也有变化。水由原来的 1200ml 增加到 1500~1700ml；同时也明确提出，鼓励喝白开水和茶水，要求少喝甜饮料。水果类、大豆、坚果

类、畜禽肉类、水产品有所减少；蛋类有所增加，但最大推荐值仍然没有增加。

（4）其他变化：指南里面明确区分了"杂豆（富含淀粉的豆类）"和"大豆（可以制豆油和豆腐的豆子）"两类，将杂豆归类为杂粮主食，而大豆单独列一类。提倡吃一部分全谷杂粮，其数量从 50g 到 150g（干粮食），加上 50~100g 薯类，大致相当于主食的 1/3 到 1/2。指南中还专门点名"控糖"。新指南不再提出限制胆固醇，而提出吃鸡蛋不必扔掉蛋黄，因为蛋黄中除了含有并不可怕的胆固醇，还含有多种有益健康的营养成分和保健成分，包括 12 种维生素、多种微量元素，以及卵磷脂、叶黄素和玉米黄素等保健成分。有关蔬菜、水果有益健康，新版指南补充了更多的科学证据，指导也更加详细。比如说，新版膳食指南明确提出来，水果榨汁吃和直接吃完整新鲜水果的作用不同。水果榨汁损失绝大多数膳食纤维，失去良好的饱腹感，血糖上升快；而水果打浆吃损失绝大多数维生素 C 和大部分多酚类抗氧化物质，也影响其发挥保健作用。关于身体活动方面明确指出："坚持日常身体活动，每周至少进行 5 天中等强度身体活动，累计 150 分钟以内"。有关"天天运动"虽然还说每天 6000 步，但明确解释说这 6000 步是日常基础步数基础上的有意识的身体活动，特别提示不要久坐的问题。

（5）新版膳食指南在旧版有关食品安全建议的基础上，提出了尊重劳动，珍惜粮食，减少食物浪费，强调家庭、社会对膳食和健康的综合营养，倡导多多回家吃饭享受亲情等新的饮食理念。

2007 年指南与 1997 年指南间发生的变化：

（1）和 1997 年膳食指南的条目比较，2007 年指南增加了每天足量饮水，合理选择饮料，强调了加强身体活动、减少烹调用油和合理选择零食等内容。

（2）具体内容上，2007 年指南在膳食宝塔第 5 层增加了食盐的内容，进一步提醒居民注意食盐的限量。2007 年指南的膳食宝塔可直观地告诉居民每日应摄入的食物种类、合理数量及适宜的身体活动量。在膳食宝塔的使用说明中增加了食物同类互换的品种以及各类食物量化的图片，以便为居民合理调配膳食提供可操作性指导。

第二节　我国居民营养与慢性病的关系变化

1. 中国居民营养状况

过去十年间我国居民膳食能量供给充足，碳水化合物供能比有所下降，脂肪供能比上升，已超过 DRI 推荐值的上限，蛋白质摄入基本持平，优质蛋白质摄入增加。钙摄入量依然缺乏。膳食结构较 2002 年有所改善，但是豆类、蔬菜、水果摄入量偏低和部分营养素缺乏等问题依然存在。6个月内婴儿的纯母乳喂养率依然偏低。

各年龄组身高和体重均有增长，农村儿童青少年增幅高于城市。居民营养不良状况有较大改善，但农村60岁以上老人和贫困农村仍存在，需予重视。贫血状况得到显著改善，其中老年、孕妇、乳母等人群更明显。

无论成人还是儿童青少年，超重、肥胖率均呈现上升趋势，其中7~17岁儿童青少年超重、肥胖率增长幅度最为显著。18岁及以上居民平均血压、血糖、TC和TG水平均呈上升趋势。

2. 中国居民慢性病状况

2012慢性病死亡率为533.0/10万（男611.2/10万、女452.6/10万、城市449.4/10万、农村594.5/10万），约死亡731万（男428万、女303万）。心脑血管病、癌症和慢性呼吸系统疾病占全部死亡数的79.4%。从地理分布看，西部高于中部，中部高于东部。

慢性病相关危险因素如下所述。

（1）膳食脂肪供能比超过上限：2012年膳食脂肪提供的能量比例全国平均为32.9%，其中城市为36.1%，已超过我国DRI（2013版）推荐的脂肪供能比上限30%，比1992、2002年逐年增高。

（2）食盐的摄入量：每人每日标准为10.5g，虽然低于1992年的12.9g与2002年12.0g，但比《中国居民膳食指南（2016）》建议的每日6g高出75%。

（3）身体活动：2013年20~69岁居民经常锻炼率为18.7%（城市22.2%、农村14.3%），比2002年14.1%（城市24.6%、农村10.0%）增加不多，城市甚至减低了，可见还没有形成重视身体活动与体育锻炼的习惯。

（4）酒精摄入：2012年18岁及以上居民每人年均酒精摄入量为3L，农村高于城市，50~59岁年龄段摄入量最高，达4.2L。以有害饮酒率计，平均为9.3%（男11.1%、女2.0%）农村10.2%高于城市7.5%。

（5）烟草使用：2010年15岁及以上居民吸烟率为28.1%（男52.9%、女2.4%），城乡相同。使用2000年人口普查数据标准，1996年15~69岁居民的标化吸烟率为33.7%，2002年为28.3%，2010年为27.9%，下降幅度极微弱，特别是男性吸烟率迄今仍维持高水平。2014年调查结果显示初中生吸烟率为6.9%（男11.2%、女2.2%），农村7.8%，高于城市4.4%。此外，非吸烟者暴露于二手烟的比例高达72.4%，男女之间无统计学差异。

3. 政策和建议

（1）制定营养改善与慢性病防控目标：我国各地区经济发展、居民行为习惯等差别较大，居民营养与慢性病状况存在差异性。各级政府，根据不同地区、不同人群、不同年龄阶段的营养改善和慢性病防控需求，制定具有针对性、可行性的营养改善与慢性病防控目标。

（2）制定营养改善与慢性病防控的政策：提高政府对营养改善和慢性病防控的重视，健全相关法律法规和公共政策，有效落实政府管理、监督、指导、评价等职能。在环境整治、烟草控制、体育健身、营养改善、食品安全、保障救助等方面开展联合行动，逐步加强可持续发展的政策环境。

（3）构建防治体系：进一步完善国家级营养改善与慢性病防治技术指导平台，充分发挥中国疾病预防控制中心、国家心血管病中心、国家癌症中心的技术支撑作用。强化疾控机构、专病防治机构、医院和基层医疗卫生机构的分工合作，建立并完善防治结合、中西医结合的营养改善与慢性病防治体系。

（4）推进营养改善与慢性病综合防治策略：强化健康教育与健康促进，建立自我为主、人际互助、社会支持、政府指导的健康管理模式。动员全民参与，普及健康生活方式，科学指导合理膳食，积极营造运动健身环境，提高居民慢性病防治知识和技能。实施贫困地区儿童和农村学生营养改善。开展健康体检和健康咨询，落实早期干预措施，组织制订膳食干预和慢性病诊疗指南、技术操作规范等，提高技术和管理水平。

（5）加强监测工作，提高防治工作的科学性：不断完善营养状况与慢性病监测网络，扩展监测内容和覆盖范围，提升慢性病与营养监测等工作的质量，为掌握我国居民营养状况与慢性病变化趋势，评价防治效果，制定相关政策提供科学依据。

第三节　中国老年人膳食指南的发展

中国老年人膳食指南是在《中国居民膳食指南（2017）》中首次提出的。之后随着我国营养结构与健康生活的变化，我国逐渐变为老龄化人口的社会，老年人的膳食营养显得很重要，在 2007 版及 2016 版中不断地完善与补充。

1997 版膳食指南中的老年人膳食指南规定的条目有：①食物要粗细搭配，易于消化；②积极参加适度体力活动，保持能量平衡。

2007 版膳食指南中的老年人膳食指南规定的条目有：①食物要粗细搭配、松软、易于消化吸收；②合理安排饮食，提高生活质量；③重视预防营养不良和贫血；④多做户外活动，维持健康体重。

2016 版膳食指南中的老年人膳食指南规定的条目有：①少量多餐细软，预防营养缺乏；②主动足量饮水，积极户外活动；③延缓肌肉衰减，维持适宜体重；④摄入充足食物，鼓励陪伴进餐。

第三章　中国居民膳食指南（2016）

　　本文所指的老年人群是指 65 岁以上的人群，按照我国第六次人口普查的结果，到 2015 年，我国 65 周岁以上的人口约有 1.37 亿，占人口总数的 10.1%。这样一个庞大的数字，证明我们国家即将步入老龄化社会。

　　这些人随着年龄增加，各种器官功能都可能出现不同程度的衰退：咀嚼吸收能力的下降，视觉、听觉、味觉的下降使他们常常表现出食欲的下降，以至于常常处在"隐形饥饿"的情况下。这使老年人既容易发生营养不良、贫血、肌肉衰减、骨质疏松等与营养缺乏和代谢相关的疾病，又是各种慢性病如心血管疾病、糖尿病、高血压等的高发人群。很多老年人多病共存，长期服用多种药物，影响营养素吸收，进而加重营养失衡状况。

　　2016 年中国营养学会提出了老年人群的膳食指南，可以使老年人更好地适应身体功能的改变，努力做到合理膳食、均衡营养，减少和延缓疾病的发生和发展，延长健康的生命时间。

　　老年人群膳食指南包括 6 条一般人群膳食指南推荐建议和 4 条老年人群补充推荐建议。

第一节　食物多样，谷类为主

关键推荐

◇ 每天的膳食应包括谷薯类、蔬菜水果类、畜禽鱼蛋奶类、大豆坚果类等食物。

◇ 平均每天摄入 12 种以上食物，每周 25 种以上。

◇ 5 每天摄入谷薯类食物 250～400g，其中全谷物和杂豆类 50～150g，薯类 50～100g。

◇ 食物多样、谷类为主是平衡膳食模式的重要特征。

一、什么是食物多样化

　　随着生活水平的提高，人们越来越重视食物多样，那什么是食物多样呢？比如早餐吃了馒头中午吃了面条，晚上吃了花卷、烙饼。这是食物多样么？再比如

19

中午餐桌上有尖椒肉丝、红烧肉、炒肉片。这是食物多样么？

馒头、面条、花卷，烙饼都是面，只能算一种。而肉丝、肉片、肉块也只是一种材料而已，所以这都不是食物多样。我们平时吃的食物是多种多样的，而且各种食物所含的营养成分不完全相同，每种食物都至少可提供一种营养物质。除了 0 ~ 6 个月婴儿由妈妈为其提供的母乳之外，任何一种天然的食物都不能提供人体所需的全部营养素，所以就需要我们尽可能多地摄取不同食物来满足身体所需的营养。每天吃到 12 种不同种类的食物算是及格，每周应在 25 种以上。烹调油和调味品可不计入在内。

二、怎样才能做到食物多样化

除去一些调味料，我们可以尽量多地做一些多种食物混合的饭菜。比如说在早上喝粥的时候可以把一种粮食的粥（例如大米粥）改成八宝粥，皮蛋瘦肉粥，蔬菜粥……可以加入任何自己喜欢的食材，如小米、紫米、花生、核桃、莲子、红豆、绿豆、红枣等，这样就轻轻松松进食了 8 ~ 10 种食物了；午餐可以炒大烩菜，比如青椒炒西红柿鸡蛋、宫保鸡丁、蘑菇烩葱头肉丝等多种菜肉蛋鱼混合食用也有利于我们食物多样；晚餐可以做蔬菜沙拉，水果沙拉等。这样每天吃 20 多种食物就轻而易举、不在话下了。食物多样到底有什么好处呢？

1. 营养全面而且均衡 我们每天只吃米、面、馒头跟吃 20 甚至 30 种食物得到的营养素是不一样的，食物越多样就越可以让我们的营养全面而且均衡。

2. 蛋白质互补 比如豆类的蛋白质缺乏蛋氨酸而富含赖氨酸，同时谷类蛋白质缺乏赖氨酸但富含蛋氨酸。如果将两种食物混合食用就可以极大地提高蛋白质在体内的吸收利用率。

三、每天应该吃多少谷薯类食物

不同人群谷薯类食物参考摄入量如表 3 - 1 所示。

表 3 - 1 不同人群谷薯类食物参考摄入量

食物类别	单位	幼儿（岁）		儿童青少年（岁）			成人（岁）	
		2 岁以上	4 岁以上	7 岁以上	11 岁以上	14 岁以上	18 岁以上	65 岁以上
谷类	g/d	85 ~ 100	100 ~ 150	150 ~ 200	225 ~ 250	250 ~ 300	200 ~ 300	200 ~ 250
	份/天	1.5 ~ 2	2 ~ 3	3 ~ 4	4.5 ~ 5	5 ~ 6	4 ~ 6	4 ~ 5
全谷物和杂豆类	g/d	适量		30 ~ 70		50 ~ 100	50 ~ 150	50 ~ 150
薯类	g/d	适量		25 ~ 50		50 ~ 100	50 ~ 100	50 ~ 75
	份/周	适量		2 ~ 4		4 ~ 8	4 ~ 8	4 ~ 6

注：谷类一份：50 ~ 60g（面粉 50g = 70 ~ 80g 馒头　大米 50g = 100 ~ 120g 米饭）

薯类一份：80 ~ 100g（红薯 80g = 马铃薯 100g）

四、谷薯杂豆类食物有哪些

谷薯类食物主要为我们提供碳水化合物、蛋白质、膳食纤维及 B 族维生素，我们所需要的能量主要来自谷薯类。

谷类包括米、面和杂粮，我们几乎每天都吃的大米、各种面食（馒头、面包、面条等）都属于这一类。全谷物是指未经精细化加工或虽经碾磨、粉碎、压片等处理仍保留了完整谷粒所具备的胚乳、胚芽、麸皮及其天然营养成分的谷物。我国传统饮食习惯中作为主食的稻米、小麦、大麦、燕麦、黑麦、黑米、玉米、裸麦、高粱、青稞、黄米、小米、粟米、荞麦、薏米等，如果加工得当均可作为全谷物的良好来源。与精制谷物相比，全谷物及杂豆类可提供更多的 B 族维生素、矿物质、膳食纤维等营养成分及有益健康的植物化合物，全谷物、薯类和杂豆的血糖生成指数远低于精制米面。

杂豆是指除了大豆之外的红豆、绿豆、黑豆、花豆等。

薯类有马铃薯（土豆）、甘薯（红薯、山芋）、芋薯（芋头、山药）和木薯，目前，我国居民马铃薯和芋薯又常被作为蔬菜食用。薯类中碳水化合物含量为 25% 左右，蛋白质、脂肪含量较低；马铃薯中钾的含量也非常丰富，薯类中的维生素 C 含量较谷类高，甘薯中的胡萝卜素含量比谷类高，甘薯中还含有丰富的纤维素、半纤维素和果胶等，可促进肠道蠕动，预防便秘。

五、你知道为什么要以谷类为主吗

以谷类为主是中国人平衡膳食模式的重要特征。谷类食物含有丰富的碳水化合物，是提供人体所需能量的最经济、最重要的食物来源，也是提供 B 族维生素、矿物质、膳食纤维和蛋白质的重要食物来源。

然而，近 30 年来，我国居民膳食模式正在悄然发生着变化，居民的谷类消费量逐年下降，动物性食物和油脂摄入量逐年增多，导致能量摄入过剩；谷类过度精加工导致 B 族维生素、矿物质和膳食纤维丢失而引起摄入量不足，这些因素都可能增加慢性非传染性疾病的发生风险。

因此，坚持谷类为主，特别是增加全谷物摄入，有利于降低 2 型糖尿病、心血管疾病、结直肠癌等与膳食相关的慢性病的发病风险，可减少体重增加的风险，增加全谷物和燕麦摄入具有改善血脂异常的作用。

（一）谷类结构
谷类结构包括谷皮、糊粉层、胚乳、谷胚。

1. 谷皮
位于最外层，主要含纤维素、半纤维素、矿物质。

2. 糊粉层

位于谷皮内层，主要含蛋白质、B 族维生素。

3. 胚乳

是谷类的主要成分。主要含淀粉和少量蛋白质。

4. 谷胚

位于糊粉层里面，主要含 B 族维生素、维生素 E、脂肪、蛋白质、碳水化合物、矿物质。

精细加工的大米和面粉碾磨过多，外侧去掉的成分较多，营养素特别是有利于预防慢性疾病发生的膳食纤维丢失较多。因此，日常生活中不要经常去消费加工精细的米、面，应该以谷类为主，注意粗细搭配。

（二）常见谷薯类的营养特点

1. 小麦

小麦是世界上食用最广的谷物，它的营养价值与加工程度呈负相关。随加工精度的提高，其维生素和矿物质的含量降低。

小麦的蛋白质含量与品种、栽培条件有密切的关系。高蛋白品种的蛋白质含量达 13% 以上；低蛋白品种仅 8% ~ 9%。以硬粒春小麦的蛋白质含量最高，软粒冬小麦最低。

小麦本是一种具有较高营养价值的谷物，其蛋白质、B 族维生素、钙和铁的含量都明显高于稻谷。

2. 稻米

稻米是我国最普遍食用的谷物，主要有：①粳米（含较多支链淀粉）；②糯米（全是支链淀粉，所以煮熟后口感软糯，但也不易消化）；③籼米（直链淀粉含量较多）。

总的来说，稻米的蛋白质、B 族维生素和矿物质的含量低于小麦，但是蛋白质的质量略高于小麦。稻谷中含有较多的尼克酸和铁。

稻米中红米、黑米、香米的营养特点：①维生素和微量元素的含量均高于普通大米；②香米的蛋白质含量较高；③红米的铁含量较高；④血糯米的维生素和铁含量均高；⑤黑米的蛋白质、B 族维生素含量较高，其中以黑糯米的蛋白质含量最高。

3. 玉米

玉米中的蛋白质以醇溶谷蛋白为主。

（1）含赖氨酸较少；

（2）色氨酸也不足，生物效价低；

（3）玉米中的 B 族维生素和矿物质与小麦基本相当。

4. 小米

小米的蛋白质、脂肪、铁的含量均高于大米，与小麦相当，容易被人消化、吸收。提示：小米的蛋白质中缺乏赖氨酸，生物效价较低，适合与豆制品共同食用。

5. 燕麦

燕麦的营养价值很高，其蛋白质、脂肪、钙、铁、B族维生素的含量都远高于小麦。蛋白质中富含赖氨酸，脂肪中亚油酸丰富，因此是一种高营养、高能量的主食食品。燕麦中含有的皂苷和膳食纤维具有降低血清胆固醇、降低血脂等功能，因此它被当作预防心血管疾病的保健食品而受到欢迎。

6. 荞麦

荞麦与燕麦类似，是一种高营养的谷物，其蛋白质中也富有赖氨酸，脂肪中亚油酸丰富。荞麦有芦丁，对心血管疾病也有一定的防治作用。

7. 高粱

高粱的营养成分与小麦相似。高粱蛋白质中缺乏赖氨酸和色氨酸，并含有过高的亮氨酸，影响到蛋白质中异亮氨酸的生物利用率，生物效价和玉米相近。有些品种的高粱含有少量胡萝卜素。

8. 薯类

甘薯和马铃薯本来不属于谷类，有人把它们归为蔬菜类，但是它们含有较多淀粉，也常常被作为主食。与谷类相比，薯类含有70%以上的水分和较低的能量，淀粉含量为15%～25%。每100g薯类的蛋白质含量为1～3g，其蛋白质的质量较好；脂肪含量仅0.2g。

按干物质计，甘薯和马铃薯的维生素和矿物质含量较一般谷类高，其中还含有相当数量的维生素C。红心甘薯中含有较丰富的胡萝卜素。

在适量食用时，它们是高营养、低能量、高膳食纤维的主食，是谷类的很好补充。

多数"粗粮"因未经过度精制，B族维生素和矿物质的含量都较高。因此，应经常食用各种杂粮，以弥补精米、精面的不足。

六、你会吃主食吗

（一）怎样贮藏谷类

各种谷物制品在贮藏中的主要营养损失是脂肪酸败和维生素含量下降。谷类在一定条件下可以储存很长时间而质量不会发生变化，但当环境条件发生改变，如水分含量高、环境湿度大、温度较高时，谷粒内酶的活性增大，呼吸作用加强，使谷粒发热，促进真菌生长，导致蛋白质、脂肪分解产物积聚，酸度升高，最后霉烂变质，失去食用价值。在谷类的储存过程中引起的各种劣变中，黄曲霉毒素等真菌毒素是最危险的因素。故粮谷食品应在避光、通风、阴凉和干燥的环境中储存。

（二）怎样选加工方式

加工有利于谷类的食用和消化吸收，但由于蛋白质、脂类、矿物质和维生素主要存在于谷粒表层和谷胚中，因此加工精度越高，营养素损失就越多，影响最大的是维生素和矿物质。谷粒研磨时损失的营养素非常惊人，经过精细研磨，谷粒当中70%以上的维生素和矿物质会流失掉，膳食纤维则损失更多。为了保持良好的感官性状和利于消化吸收，又要最大限度地保留各种营养素，在预防营养缺乏病方面起到良好的效果就要进行合理加工。

（三）怎样合理烹调

1. 淘米到底会使大米损失多少营养素

淘洗大米时，反复 5～6 次用水搓洗之后各种维生素损失情况：①维生素 B_1 可损失 30%～60%；②维生素 B_2 和尼克酸可损失 20%～25%；③矿物质损失 70%；④蛋白质损失 15%；⑤脂肪损失 43%；⑥碳水化合物损失 2%。

淘洗次数越多，浸泡时间越长，水流越快，水温越高，损失越多。

推荐：尽量选用标准米、标准面，淘米次数适当，不要搓揉，更不要用水冲洗，淘米不用温热水。

2. 哪种烹调方式最好

米面在蒸煮过程中，维生素有不同程度的损失。烹调方法不当时，如加碱蒸煮、高温油炸等，则损失更为严重。原汤焖饭或碗蒸饭，维生素和矿物质损失小，而捞饭弃米汤营养素损失很大，维生素保存率比其他方法低 30% 以上。煮粥加碱，虽可使时间缩短但维生素 B_1、B_2 损失较多。水煮面时维生素 B_1、B_2 可损失 49% 和 57%；炸油条等油炸食品，因高温加碱可使维生素 C 损失 36%，胡萝卜素损失 24%；烙饼时，维生素 B_1 和尼克酸可损失 10%，维生素 B_2 损失 20%。

推荐：烹调方法以蒸最好，蒸时最好用盒子蒸，这样，不使汤汁流失。蒸馒头、包子等面制食品尽量少加碱，以免破坏所含维生素。其次水煮，最次油炸。煮饭提倡不弃米汤。油炸不宜温度过高，否则，维生素将大量损失。

烤制食品时一是要控制温度，因米面中的赖氨酸与碳水化合物会发生反应产生糖色物质。如果温度过高，不仅降低其感观性，还使赖氨酸失去作用，从而降低烘烤制品蛋白质的营养价值。

3. 发酵的面食怎么样

酵母发酵的面团，不仅 B 族维生素增加，而且酵母菌所含有的植酸酶将面粉中的大部分植酸水解，大大提高了钙、铁、锌的吸收率。发酵食品的蛋白质、维生素、矿物质营养价值均高于不发酵的同类食品。

4. 通心粉、挂面和方便面有营养吗

通心粉：宜用硬粒小麦来制造，因为只有蛋白质含量高的小麦粉才具有良好的耐煮性和耐嚼性。在制作过程中，常加入钙盐、氯化钠、磷酸盐等添加剂，使其中的矿物质含量增加。有些通心粉中加入黄豆粉、蔬菜、脱脂牛奶等，进一步提高了营养价值。

挂面：制作优质的挂面也需要比较高的蛋白质含量。挂面制作中的营养素损失不大。

方便面：通常在小麦中加入碳酸钠和碳酸钾，切条后蒸熟，然后在油中煎炸脱水。由于油炸方便面的含油量高达20%～24%，面粉中的维生素经油炸后损失严重，使方便面的营养素不平衡，而且容易发生油脂氧化，不利健康。

5. 煮粥到底要不要加碱

北方居民煮粥加碱的原因，在于碱的一种特殊作用——它能够提高大部分蛋白质与水的亲和能力。比如说，泡发各种海鲜的时候，如果加一点碱，吸水就多，泡发之后就饱满。对于各种粮食来说，加一点碱，其中的蛋白质就比较容易吸水溶入汤中，这样淀粉微粒也更容易散开，煮粥之后口感就比较黏稠。但是，碱对于大部分维生素来说，却是一种可怕的敌人。维生素 C、维生素 B_1、维生素 B_2、叶酸等维生素都非常怕碱。碱性条件下加热，损失就更为惨重。加了碱，又长时间地熬粥，无异于把其中的维生素 B_1 和 B_2 赶尽杀绝。碱加多了，还有一种不舒服的碱味和滑溜感，而且会破坏新鲜粮食中原有的香气。这样想来，加碱煮粥实在是得不偿失。

煮玉米粥应当加碱的理由，是因为玉米中的烟酸（也称尼克酸）这种维生素是结合状态，不易被人体吸收。如果加碱，就能把它释放出来。在过去只吃玉米没有其他东西吃的时候，人们比较容易发生烟酸缺乏，故而在某些地区提倡煮玉米粥加点碱。这样，烟酸倒是足了，维生素 B_1、B_2 却被牺牲了。玉米里面维生素 B_1、B_2 不少，人们只要吃不加碱的玉米饼就能补充回来。

然而，时代变了，做法也该改变。如今有几个人天天除了玉米粥、玉米饼不吃其他东西呢？鱼肉类食物中烟酸含量相当丰富，面食中的烟酸也不少。营养调查发现，国人的烟酸供应还比较充足，而维生素 B_2 倒是普遍不足，维生素 B_1 也有部分人缺乏。在这种情况下，往玉米粥加碱，不会对膳食营养平衡产生任何好的作用。

至于很多人往绿豆粥中加碱，更是暴殄天物。豆粥中 B 维生素含量大大高于大米粥，加入碱会把这个好处破坏掉。绿豆皮中还富含多酚类物质，它们也会因为碱而改变结构。

那么，很多人又会问：不加碱，粥怎能黏稠好吃呢？方法其实很多。可以放一小把糯米，也可以放一勺燕麦，或者加入一点皂角米，都可以增加黏稠度。这样做，不仅不损失营养，还能更好地享受天然谷物的清香美感。

还有些人以为加碱可以帮助调节人体酸碱平衡。这里要说一下，食物在人体代谢之后是成酸还是成碱，和它本身加了醋还是加了碱毫无关系。煮粥放碱对于预防慢性病没有任何助益。加碱只会让粥升高血糖的速度更快，对糖尿病患者不好。加碱还会让粥的含钠量大大上升，对预防高血压也很不利。

七、合理搭配，营养加倍

（一）谷类加豆类

谷类中混合豆类会使营养价值得到提高，不仅增加了蛋白质含量，提高蛋白质的生物价值，而且提高了 B 族维生素和矿物质的含量。

（二）谷类加肉蛋乳类

谷类中添加肉蛋乳类可以提高蛋白质的含量和质量，提高蛋白质的利用率，并增加维生素 A、D、B_2、B_6 和钙质的吸收。

（三）粗粮加细粮

1. 什么是粗粮和细粮

都说粗粮好，什么是粗粮呢？实际上粗粮与细粮是一组相对的概念。两者的主要区别是加工的精度不同。我们平常食用的大米、白面等谷类是经过精细加工的，谷粒较硬的外层被碾磨得比较彻底，口感细腻，色泽也较白，故为"细粮"（白米、白面）；而那些没有经过精细加工的谷类，保留了谷粒较硬的外层，口感粗糙，则被称为"粗粮"。

2. 粗粮包括多层含义

（1）粗粮是指玉米、小米、高粱、燕麦、大麦、荞麦等稻麦以外的谷类，因为各种原因，如小米谷粒实在太小，燕麦和荞麦的谷粒又太黏，它们都不适合精细研磨。

（2）粗粮是指没有经过精加工的稻谷或小麦，即糙米和全麦。它们和杂粮一样，属于完整的谷粒，在西方叫做"全谷"，只经过去壳处理，保留了谷粒较硬的外层和胚部，像粗杂粮一样富含膳食纤维、维生素和矿物质。

（3）粗粮是指绿豆、红豆、扁豆、蚕豆、芸豆、干豌豆等杂豆类（大豆除外）。它们虽不属于谷类，但营养特点与谷类十分接近，且通常未经碾磨，甚至带皮食用，所以可归入粗粮的范畴。有时候，红薯、马铃薯、山药、芋头等薯类具有粗粮的特点，可以归入粗粮的范畴。

3. 粗粮营养更丰富

粗粮保留了谷粒的胚、外层甚至外皮，这些部位含有丰富的膳食纤维、维生素（如维生素 B_1、维生素 B_2、烟酸等）和矿物质（如钙、锌等），所以粗粮的营养价值高于细粮。

以其中的维生素 B_1 和维生素 B_2 为例，如果全吃精白面粉做的食物，一日所得的维生素 B_1 和维生素 B_2 只相当于一日需要量的15%～25%；如果吃精白米则更少；而如果吃全麦食物，就可以得到一日需要量的80%～95%。与细粮相比，粗粮含有较多膳食纤维。粗粮是人体所需膳食纤维最重要的来源之一。而膳食纤维摄入不足是目前城市居民饮食结构中最大的缺陷之一。

过去人们错误地认为膳食纤维曾对人体起不到营养作用。经过近20年来的研究与调查，发现它与人体健康密切相关，在预防人体的某些疾病方面起着重要作用。2004年联合国粮农组织和世界卫生组织食品法典委员会指出，膳食纤维可以增加粪便体积，软化粪便，刺激结肠内的细菌发酵，降低血中总胆固醇和（或）低密度脂蛋白胆固醇的水平，降低餐后血糖和（或）胰岛素水平。由此不难理解，富含膳食纤维的粗粮对防治便秘、高脂血症、动脉粥样硬化、脂肪肝、糖尿病、胆结石、某些癌症都具有重要作用。

第二节 吃动平衡，健康体重

关键推荐

◇ 各年龄段人群都应天天运动，保持健康体重。

◇ 食不过量，控制总能量摄入，保持能量平衡。

◇ 每周至少进行5天中等强度身体活动，累计150分钟以上。

◇ 坚持日常身体活动，身体活动总量至少相当于每天6000步。

◇ 减少久坐时间，每小时起来动一动。

一、超重和肥胖带来的危险

根据《2002年中国居民营养与健康状况调查》与《2010－2012年中国居民营养与健康状况监测》报告数据显示，从2002年到2012年，不管是男性还是女性，超重有显著的上升趋势。就全国而言，男童的肥胖率由5.1%上升到10.9%，女童由3.9%上升到8.0%。成年人的肥胖率也呈上升趋势。十年期间的肥胖率，全国的城市和农村都有着显著的上升，城市由2002年的9.8%上升到13.2%，农村由6.0%上升到10.5%。

超重和肥胖是能量失衡的结果。现在食物种类繁多，高能量饮料、高糖食物购买方便，广告和营销策略等刺激人们购买食物欲望，这些都会导致能量摄入增加；而由于工作和生活方式在电子网络设备进步的今天，节省了人们的购买时间，也限制了人们的活动时间，会导致体力消耗降低。一旦能量的摄入与消耗平衡被打破了，身体就会出现许多的问题。

（1）对肺功能的影响：肺的作用是向全身供应氧气及排出二氧化碳。肥胖者因体重增加需要更多的氧，但肺不能随之而增加功能，同时肥胖者腹部脂肪堆积又限制了肺的呼吸运动。

（2）对血压的影响：体重过大会导致心脑血管负担过重，引发高血压。高血压可能会导致脑部中风、肾脏退化并对心脏等器官有不同程度的损伤。

（3）对心脏的影响：当一个人的体重增加，心脏就必须要更加辛勤地工作，以供应营养到身体内的所有器官。体重愈重，心脏的负荷就愈大，所以肥胖者患心脏病的概率会比一般人高。

（4）对血管的影响：由于过多的血胆固醇、血脂肪堆积于动脉管壁上，就会使血管变小甚至造成血管破裂，进而导致中风或心脏病突发。经研究显示，肥胖患者发生动脉粥样硬化的概率非常地高。

（5）对肝脏的影响：肥胖会造成在肝脏中合成的三酰甘油蓄积，从而形成脂肪肝。肥胖者与正常人相比，胆汁酸中的胆固醇含量增多，超过了胆汁中的溶解度，因此肥胖者容易并发高比例的胆结石。长期酗酒、患有糖尿病、肥胖等都会造成脂肪肝的形成。如果长期不改善，可能引起肝细胞坏死，导致肝硬化，引起肝胆病变。

（6）对孕妇的影响：肥胖的孕妇更容易造成生产困难或延长生产时间而影响胎儿的健康。那些严重肥胖者，不仅会怀孕困难，孕妇及胎儿的死亡率也较高；而且过多肥厚脂肪会影响手术视野，所以剖宫产也会更加困难。

（7）恶性肿瘤的成因有35%就是因不良的饮食习惯，摄取过多的高热量、高脂肪含量的食物等，而引起过多的自由基产生，进而导致细胞病变成癌细胞。

（8）体重过重会给身体骨骼增加承受负荷，引起关节肿胀而发炎，使许多关节（如脊椎、肩、肘、髋、足关节）磨损加剧或韧带撕裂而致疼痛。

（9）对内分泌系统的影响：伴随肥胖所致的代谢、内分泌异常，常可引起多种疾病。糖代谢异常可引起糖尿病，脂肪代谢异常可引起高脂血症，核酸代谢异常可引起高尿酸血症等。肥胖女性因卵巢功能障碍可引起月经不调。

肥胖如此可怕，我们要时刻警惕，远离肥胖！

二、你的体重标准吗

如何判断自己的体重是否标准呢？

（一）第一指标是 BMI

BMI 是 Body Mass Index 的缩写，中文是"体质指数"的意思，是用身高、体重计算出来的。

BMI 是公认的评定肥胖程度的方法，世界卫生组织也以 BMI 来对肥胖或超重进行定义。

$$BMI = 体重/身高^2$$

例如：一个人的身高为 1.75m，体重为 68kg，他的 $BMI = 68/(1.75)^2 = 22.2（kg/m^2）$

当 BMI 指数为 18.5~23.9 时属正常。

BMI 考虑了体重和身高，反映肥胖程度，在身体因超重而面临心脏病、高血压时，比单纯的体重来认定，更具准确性。

《中国成人体重判定标准（WS/T428－2013）》成人体重分类如表 3－2 所示。

表 3－2 《中国成人体重判定标准（WS/T428－2013）》成人体重分类

分类	BMI = kg/m²
肥胖	BMI≥28
超重	24≤BMI<28
体重正常	18.5≤BMI<24
消瘦	BMI<18.5

不适用 BMI 的人，如：①未满 18 岁；②运动员；③正在做重量训练；④怀孕或哺乳中；⑤身体虚弱或久坐不动的老人。

（二）第二个指标是腰围及腰臀比

1. 腰围

腰围是反映脂肪总量和脂肪分布的综合指标，也可作为判断腹型肥胖的测量指标，而且能很好地预测心血管病的危险因素。

世界卫生组织推荐的测量方法是：被测者站立，双脚分开 25 至 30cm，体重均匀分配。测量位置在水平位髂前上嵴和第 12 肋下缘连线的中点。将测量尺紧贴软组织，但不能压迫，测量值精确到 0.1cm。

另一种测量办法：将带尺经脐上 0.5cm 至 1cm 处水平绕一周，肥胖者选腰部最粗处水平绕一周测腰围。

WHO 建议男性腰围正常值在 94cm 之内，女性在 80cm 以内。中国肥胖问题工作组建议中国成人男性腰围 >85cm、女性腰围 >80cm 为腹部脂肪蓄积的界限，超过这一界限即可认为肥胖。

2. 腰臀比

腰臀比即腰围与臀围的比值，白种人男性腰臀比正常值为 1.0 以内，女性腰臀比应小于 0.85。亚洲人的脂肪不仅易累积于腹部，更容易进入内脏，所以亚洲正常男性的腰臀比应小于 0.90，正常女性应该小于 0.85，超过该指标可考虑为腹型肥胖。腰臀比值能较好地反映出内脏脂肪分布的严重程度，能更直观地显示肥胖对身体造成危害的危险程度。

《中国成人体重判定标准（WS/T428 – 2013)》成人中心型肥胖分类如表 3 – 3 所示。

表 3 – 3　　《中国成人体重判定标准（WS/T428 – 2013)》成人中心型肥胖分类

分类	腰围值（cm）
中心型肥胖前期	85≤男性腰围 <95
	80≤女性腰围 <85
中心型肥胖	男性腰围≥95
	女性腰围≥85

（三）身体脂肪含量

人体主要由 60% 的水分、17% 的蛋白质、5% 的矿物质以及 18% 以三酰甘油形式存在的脂肪组成。肥胖就是指人体内脂肪含量超出正常范围，并可能引起人体生理功能出现异常或潜伏着诱发其他疾病的一种状态。如体脂过高、去脂体重过低都是不健康的表现。有些人体重在正常范围，可是体脂含量超标，这也是肥胖的一种，可以说是一种隐性肥胖。不过这种情况在医院体脂分析仪器上测量比较准确。

三、什么是吃动平衡

能量是人体维持新陈代谢、生长发育、从事体力活动等生命活动的基础，不同人群所需要的能量不同。吃和动是影响体重的两个主要因素。吃的过少或/和运动过量，能量摄入不足或/和能量消耗过多，导致营养不良，体重过低（低体重，消瘦），体虚乏力，增加感染性疾病风险；吃的过多或/和运动不足，能量摄入过量或/和消耗过少，会导致体重超重、肥胖，增加慢性病风险。因此吃动应平衡，保持健康体重。

通过合理的"吃"和科学的"动"，不仅可以保持健康体重，打造美好体型，还可以增进心肺功能，改善糖、脂代谢和骨健康，调节心理平衡，增强机体免疫力，降低肥胖、心血管疾病、2 型糖尿病、癌症等威胁人类健康的慢性病的发病风险，提高生活质量，减少过早死亡，延年益寿。

四、食不过量怎么实现

食不过量是指每天摄入的各种食物所提供的能量不超过人体所需的能量。正常生理状态下，食欲可以有效控制进食量，保持健康的体重，此时的食不过量就是吃饱而不吃撑。但是由于种种原因有些人不能有效地控制进食量，满足其食欲的进食量往往要超过实际需要。食不过量就意味着适当限制食量。原则上是量出为入，但鼓励多动会吃，不提倡少动少吃，忌不动不吃，因为生命在于运动，吃是为了更好地"动"，一切生命活动和生活功能活动都离不开"吃"。

给大家提供几个小窍门：

学会看食品标签上的"营养成分表"，少选择高脂肪、高糖含量的能量食品；

减少在外就餐；定时定量进餐，不要吃得太快；

不论在家还是在外就餐，都提倡分餐制；

每顿少吃一两口，对于容易发胖的人，强调适当限制进食量，不要完全吃饱，更不能吃撑，最好在感觉还欠几口的时候就放下筷子。

五、什么是中等强度运动

运动强度指身体练习对人体生理刺激的程度，是构成运动量的因素之一，常用生理指标表示其量值。如以心率衡量学校体育课运动量的大小。

我们先来了解一下什么是最大心率。人在安静时，心率一般是 60 ~ 100 次/分；中等强度有氧运动的心率 = 最大心率 × （60% ~ 70%）；而每个人的最大心率一般用"220 - 年龄"这一公式来推算。所以，在运动时，我们就可以通过心率来自我监测运动强度。例如，一个 45 岁的男性，如何知道他自己的运动强度是多少呢？首先，用 220 减去他的实际年龄 45 岁，得到数字 175，再乘以（60% ~ 70%）就能得到一个心率范围值：下限为 105 次、上限为 122 次。如果这名男子在锻炼过程中，心率保持在 105 ~ 122 次/分的话，那么他所进行的就属于中等强度的运动。

生命在于运动。运动能促进心脏和呼吸功能，增加肌肉强度和骨质密度，提高反应灵敏度，减少抑郁感，从而增强体质。因此有不少人认为，加大运动强度和持续时间，会对健康长寿更有利，其实这是不科学的。

中等强度锻炼的例子包括：快走、跳舞、园艺、家务、传统打猎和聚会、与儿童一起积极参与游戏和体育运动、带宠物散步、一般的工作（例如铺瓦、刷油漆）、搬运中等重量的物品（＜20kg）。

高强度身体活动的例子包括：跑步、快速上坡行走/爬山、快速骑自行车、有氧运动、快速游泳、竞技体育运动和游戏（例如传统运动、足球、排球、曲棍球、篮球）、搬运沉重物品（＞20kg）。

六、为什么每天走 6000 步

走路被世界卫生组织认定为"世界上最好的运动"。研究表明，走路多的人身体会更健康。无论是徒步旅行还是记步运动，都可以起到锻炼身体的作用。《中国居民膳食指南》建议成年人每天进行累计相当于 6000 步以上的身体活动。这究竟是为什么呢？

长时间、有节奏、速度相对较快的走路能改善健康。每天走 6000 步≈3 至 4 千米行走距离≈40 分钟中等强度运动。所以健走可以改善体质在于以下六方面原因：消耗热量，利于控制体重；促进下肢静脉回流，保护心脏；锻炼身体协调能力和平衡感，延缓衰老；活动筋骨；增强心肺功能，改善血液循环；使疲惫的大脑放松，恢复精力。

健步走推荐量为每天 1 小时，按每分钟 100 步算，每天 6000 步是比较合适的。有减肥需求的人，可适当增量到 8000~10000 步。但也不要盲目追求步数，尤其是老年人或身体状态不好者。如果做不到抽出整块时间锻炼，也可在工作间隙分次完成，但每次最好连续走够 10 分钟以上，否则没有健身价值。如今，在微信朋友圈中，不少人喜欢晒健走步数，动不动就 2 万步、3 万步的运动量。过度健走可能造成腿部关节的慢性劳损，应避免大运动量的单一方式锻炼。

健走要选择空气清新、视野开阔、安全的场所，最好有塑胶场地、草地；要避免在车流量大、空气质量差的公路快走，且柏油路、水泥路面太坚硬，对膝盖和脚踝冲击力较大。鞋子要选择弹性好、有足弓垫的运动鞋，能有效保护脊柱。衣服最好材质透气、宽松，颜色以鲜艳的为主，或有反光条装饰，可减少交通意外的发生。

健走标准姿势是：目平视，躯干自然伸直，身体重心稍前倾，两臂前后摆动，与肘关节呈 90 度夹角。手臂摆动能带动左右肩活动，还能运动腰腹，活动腿脚的同时还能锻炼上肢力量。走路时，尽量用腹式呼吸，与地面接触的一只脚要有个"抓地"的动作（脚趾内收），能缓冲足弓压力，促进腿脚微循环。走路速度太慢很难起到锻炼效果，太快又容易带来疼痛和损伤，老年人尤其如此。一般情况下，健走的步速以每分钟 100 步为宜，身体感觉是微微出汗、可以用正常语速说完整的句子但不能唱歌。

人们首先应该真正认识到走路的必要性，所有健身都是从心到身的过程，下定决心坚持，让走路更具挑战性和满足感。走路时可带个计步器，或下载有计步功能的手机软件，及时了解走路进度和成果，更利于坚持。可以搭伴走路，或和朋友相约，或和家人同行，有利于相互带动和坚持。当走路变成像吃饭一样的固定环节后，你就会觉得一天不走都会难受。

七、你常常久坐吗

（一）久坐的危害到底有哪些

（1）久坐使人的脑供血不足，导致脑供氧和营养物质减少，加重人体乏力、失眠、记忆力减退并增大患老年性痴呆症的可能性。

（2）久坐不动会引发全身肌肉酸痛、脖子僵硬和头痛头晕，加重人的腰椎疾病和颈椎疾病。

（3）久坐可使直肠附近的静脉丛长期充血，淤血程度加重，从而使人的痔疮加重，导致大便出血、肛裂等症。

（4）当摄入的热量大于消耗的热量时，体内的脂肪容易堆积，体重便会上升。肥胖是引发多种慢性病的危险因素。

（5）人保持长时间坐姿，全身重量压在脊椎骨底端，加上肩膀和颈部长时间不活动，容易引起颈椎僵硬，严重者甚至导致脊椎变形而诱发弓背及骨质增生。

（二）防止久坐伤身

1. 调节座椅高度保持正确坐姿

坐姿不正确会影响全身血液循环，使新陈代谢缓慢，导致身体发胖。但是，一直保持正确坐姿非常难，这个时候可以通过调节座椅高度，强制保持正确坐姿。这样一来，肌肉收紧，有利于减肥。

2. 时刻抓紧时间运动

适量饮水，不时伸展一下脚，站起来走一走。午饭时间或者上厕所的时候抓紧时间运动一下。将运动的时间列入到每天的日程中，培养运动意识和习惯，有计划地安排运动，循序渐进，逐渐增加运动量。

记住每小时要站立一次。你甚至可以不移动如果你不愿意的话。如果你那时确实想运动一下又不想离开座位，以下有一些小建议：①站起来；②原地踏步20秒；③伸出手，尝试着触摸到脚趾，持续20秒；④远望一下，重复或变换刚才的运动。

每个人都应保持足够的日常身体活动，相当于每天6000步或以上。充分利用外出、工作间隙、家务劳动和闲暇时间，尽可能地增加"动"的机会，减少"静坐"的时间。

第三节　多吃蔬果、奶类、大豆

关键推荐：

◇蔬菜、水果是平衡膳食的重要组成部分，奶类富含钙，大豆富含优质蛋白质。

◇餐餐有蔬菜，保证每天摄入 300~500g 蔬菜，深色蔬菜应占 1/2。

◇天天吃水果，保证每天摄入 200~350g 的新鲜水果，果汁不能代替鲜果。

◇吃各种各样的奶制品，相当于每天液态奶 300g。

◇经常吃豆制品，适量吃坚果。

一、餐餐有蔬菜，天天吃水果

蔬菜和水果是膳食中的重要组成部分。它们有一些共同的特点：含水量高，而蛋白质和脂肪含量低，含有维生素 C 和胡萝卜素，含有各种有机酸、芳香物、色素和膳食纤维等。

（一）蔬菜的营养特点

狭义的蔬菜仅仅包括植物的根、茎、叶、花、果实等；但从广义上说，蔬菜这个食物类别还包括海带、紫菜、裙带菜等藻类蔬菜和平菇、香菇、木耳等菌类蔬菜。这类食物主要提供膳食纤维、矿物质、维生素 C、胡萝卜素、维生素 K 及有益健康的植物化学物质，最好每顿饭都有蔬菜，保证每天摄入 300~500g 蔬菜，深色蔬菜应占 1/2。

1. 碳水化合物

蔬菜中的碳水化合物包括可溶性糖、淀粉和膳食纤维。根和地下茎之类碳水化合物含量比较高，可达 15% 以上，如马铃薯为 16.5%。菌类中的碳水化合物主要是菌类多糖。

2. 蛋白质和脂肪

在新鲜蔬菜中，蛋白质含量通常在 3% 以下，鲜豆类和豆芽中有的稍高于 3%。蔬菜中的脂肪含量低，除了毛豆为 5% 之外，均低于 1%。

3. 维生素

维生素是蔬菜中意义重大的一类营养素。蔬菜的特点是含有谷类、豆类和动物性食品中所缺乏的维生素 C，并含有能在体内转化为维生素 A 的胡萝卜素。这是膳食中必须包含蔬菜的最主要原因之一。

4. 矿物质

蔬菜中含有较丰富的矿物质如钾、镁、钙、铁、铜、锰、硒等，是矿物质的重要膳食来源，也是调节膳食酸碱平衡的重要食品类别。蔬菜中的钾含量远高于钠，钙和铁的含量也相当丰富。

绿色蔬菜中的铁含量虽然较高，但其形式为非血红素铁，吸收利用率受膳食中其他多种因素的影响，生物利用率比动物性食品低。蔬菜中的维生素 C 是促进铁吸收的重要因素，但是一些蔬菜，含有较多草酸，会影响钙、铁等矿物质的吸收和利用。

（二）什么是深色蔬菜

蔬菜根据颜色深浅可分为深色蔬菜和浅色蔬菜，深色蔬菜的营养价值一般优于浅色蔬菜。深色蔬菜指深绿色、红色、橘红色、紫红色蔬菜，是中国居民维生素 A 的主要来源。此外，深色蔬菜还含有其他多种色素物质如叶绿素、叶黄素、番茄红素、花青素等，以及芳香物质。它们赋予蔬菜特殊的丰富的色彩、风味和香气，有促进食欲的作用，并呈现一些特殊的生理活性。

常见的深绿色蔬菜：菠菜、油菜、芹菜叶、空心菜、高笋叶、芥菜、西兰花、西洋菜、小葱、茼蒿、韭菜、萝卜缨等。

常见的红色、橘红色蔬菜：西红柿、胡萝卜、南瓜、红辣椒等。

常见的紫红色蔬菜：红苋菜、紫甘蓝等。

（三）水果的营养特点

水果中的碳水化合物主要是淀粉、蔗糖、果糖和葡萄糖。未成熟的果实中淀粉含量较高，成熟之后淀粉转化为单糖或双糖，增加了甜度。水果的碳水化合物含量比多数蔬菜更高。水果和蔬菜一样，含有除维生素 D 和维生素 B_{12} 之外的所有维生素，但是含量远低于绿叶蔬菜。

（四）贮藏和加工对蔬菜和水果营养价值的影响

维生素 C 是在加工烹调中最易被破坏的营养素。胡萝卜素则相对比较稳定。

1. 蔬菜加工对营养价值的影响

脱水蔬菜：水分含量通常为 7%～10%，其中的矿物质、碳水化合物、膳食纤维等成分得到浓缩。干制后的具体营养素损失程度因干制方法的不同而异。一般来说，真空冷冻干燥法的营养素损失最小，而长时间的曝晒或烘烤则带来较大的损失。

腌制蔬菜：因腌制时往往要经过反复的洗、晒或热烫，其水溶性维生素和矿物质损失相当严重。

速冻蔬菜：经过清洗－热烫－包冰衣－装袋－深冻处理后，水溶性维生素有一定损失，但是胡萝卜素损失不大。

罐藏蔬菜：经过热烫或煮熟，装罐时往往也是用热排气，装罐后常常要再次热杀菌，因此水溶性维生素和矿物质有一定损失，有的还相当严重。

2. 水果加工对营养价值的影响

除柑橘等酸味水果外，富含维生素 C 的水果显然以生食为最佳。由于加工水平所限，我国的水果罐头、果汁、果酱等水果加工品的维生素 C 破坏相当严重；果脯、果汁、果糕等的维生素 C 保存率则与原料特点、加工工艺水平和贮藏条件有很大关系。在适当的加工条件下，柑橘汁等酸性果汁中的维生素 C 可以得到较好的保存，成为维生素 C 的日常来源。

3. 贮藏对果蔬营养价值的影响

水果和蔬菜罐头中的维生素保存率随贮藏温度升高和贮藏时间延长而降低。干制蔬菜容易受到氧化的影响，因此应当在真空包装中保存，并降低贮藏温度，最好是在冰箱中储存。

（五）烹调对蔬菜营养价值的影响

蔬菜的营养价值除了受品种、部位、产地、季节等因素的影响外，烹调方法对营养素也有较大的影响，必须加以重视。

择菜是营养素保存的关键之一。许多家庭丢弃外层叶片，只留下较嫩的菜心，或是削皮时过厚，造成营养素大量损失。因为蔬菜外面的绿色叶片的营养价值高于中心的黄白色叶片。马铃薯等蔬菜靠皮的外层部分的营养素浓度高于中心部分。

加热烹调可降低蔬菜的营养价值，西红柿、黄瓜、生菜等可生吃的蔬菜应在洗净后食用。

推荐烹调蔬菜的正确方法是：

（1）先洗后切：正确的方法是流水冲洗、先洗后切，不要将蔬菜在水中浸泡时间过久，否则会使蔬菜中的水溶性维生素和无机盐流失过多。洗菜时不要损伤叶片。

（2）急火快炒：胡萝卜素含量较高的绿叶蔬菜用油急火快炒，不仅可以减少维生素的损失，还可促进胡萝卜素的吸收。烹调时适当加些醋，可以提高维生素 C 对热的稳定性，减少烹调损失。

（3）开汤下菜：维生素 C 含量高、适合生吃的蔬菜应尽可能凉拌生吃，或在沸水中焯 1~2 分钟后再拌，也可用带油的热汤烫菜。用沸水煮根类蔬菜，可以软化膳食纤维，改善蔬菜的口感。

（4）炒好即食：已经烹调好的蔬菜应尽快食用，连汤带菜吃；现做现吃，避免反复加热，这不仅是因为营养素会随储存时间延长而丢失，还可能因细菌的硝酸盐还原作用增加亚硝酸盐含量。

（六）这算不算剩菜

一些老年人有这样的习惯：中午做菜的时候，有意识地多做几个（比如 4个），但只吃 2个，其余的两个烹调好后不吃，放在冰箱里留待晚餐时吃，晚餐热一下就好了，不用现做了，动一次火做两顿饭，省事。当劝老人不要这样做，不要吃剩菜时，他们会理直气壮地说："这不是剩菜，我中午做好之后根本没有吃，专门留着晚上吃的，像新做的一样！"

众所周知，剩菜（主要是蔬菜，特别是叶菜类菜肴）放冰箱里虽然不至于发生腐败变质引起食物中毒，但其中亚硝酸盐含量会随着储存时间延长而有所上升，长期食用剩菜对健康不利（亚硝酸盐具有一定致癌作用就是隐患）。

二、关于奶及其制品的那些事

（一）奶及其制品的营养价值

1. 奶的营养价值

奶是哺乳动物的乳汁，主要供人们食用的有牛奶、羊奶两种，而又以牛奶占绝对优势。

（1）蛋白质：牛奶的蛋白质含量为3%～4%，其中80%以上为酪蛋白，其他主要为乳清蛋白。

（2）脂肪：牛奶中的脂肪含量为2.8%～4.0%，以微脂肪球的形式存在，呈很好的乳化状态，容易消化。

（3）碳水化合物：乳糖几乎是其中唯一的碳水化合物。乳糖容易为婴幼儿消化、吸收，而且具备蔗糖、葡萄糖等所没有的特殊优点。乳糖能促进钙、铁、锌等矿物质的吸收，提高它们的生物利用率；能促进肠内的乳酸细菌特别是双歧杆菌的定植和增长；乳糖能促进肠细菌合成 B 族维生素。

（4）维生素：牛奶是各种维生素的优良来源。它含有几乎所有种类的脂溶性和水溶性维生素。

（5）矿物质：牛奶中含有丰富的矿物质，是动物性食品中唯一的碱性食品。牛奶中的钙20%以酪蛋白酸钙复合物的形式存在，其他矿物质也主要是以蛋白质结合的形式存在。牛奶中的钙、磷不仅含量高而且比例合适，并有维生素 D、乳糖等促进吸收因子，吸收利用效率高，特别有利于骨骼的形成。因此，牛奶是膳食中钙的最佳来源。

2. 酸奶的营养价值

酸奶是牛奶经乳酸发酵制成的食品。乳酸菌的繁殖消耗了牛奶中的乳糖成分，解决了"乳糖不耐"的问题，而保留了牛奶中的其他所有营养成分。

3. 乳酪的营养价值

乳酪是由牛奶经过发酵、凝乳、除去乳清、加盐压榨、后熟等处理后得到的产品。除部分乳清蛋白和水溶性维生素随乳清流失外，其他营养素得到保留，而且得到浓缩。经后熟发酵，蛋白质和脂肪部分分解，提高了消化、吸收率，并产生乳酪特有的风味。

4. 牛奶粉的营养价值

全脂牛奶粉是鲜牛奶经过浓缩除去 70% ~80% 水分后，再经滚筒干燥或喷雾干燥而成的。牛奶粉是蛋白质和钙的良好来源。

5. 黄油的营养价值

黄油由牛奶中的乳脂肪分离制成，其中脂肪含量在 80% 以上。

6. 炼乳的营养价值

炼乳是原料牛奶经消毒和均质后，在低温真空条件下浓缩除去 2/3 的水分再装罐杀菌而成的。

（二）贮藏与加工对乳和乳制品营养价值的影响

1. 加热处理

乳制品的加工中最普遍的工艺是均质和杀菌。高压灭菌因为加热时间长，温度高，维生素损失较大。

2. 发酵处理

乳酸发酵和酵母发酵等对食物的营养价值没有不良影响，而且有益：

（1）可以降低食品内有害细菌繁殖的速度，延长保存期；

（2）增加某些 B 族维生素的含量（酵母本身就是 B 族维生素的最好来源之一），若不经发酵，植物性食品中几乎没有维生素 B_{12}；

（3）有益菌可以在发酵过程中大大提高食品的蛋白质含量和质量；

（4）提高食物蛋白质的消化、吸收率，提高微量元素的生物利用率；

（5）乳酸菌具有"整肠作用"，可抑制肠内的腐败细菌，促进双歧杆菌的繁殖。

3. 脱水处理

乳制品主要的脱水方法有喷雾干燥、滚筒干燥和真空冷冻浓缩几种。

4. 储藏条件的影响

鲜牛奶必须贮藏在 4℃ 以下，并应尽快喝完。脱脂奶粉比全脂奶粉的保存期长。为避免脂肪氧化和褐变，牛奶粉宜贮藏在阴凉处，并应用隔氧、避光的包装。乳酪应贮藏于 4℃ 以下，黄油应贮藏在 0℃ 以下。

（三）牛奶是含蛋白最高的食物吗

牛奶含有一定蛋白质，但绝不是含蛋白最高的食物。蛋白质是生命细胞的组成部分，几乎所有的天然食物中都含有蛋白质。相对来说，蔬菜、水果、藻类、薯类等因含有大量水分，蛋白质含量较低，多在 0.5% ~2%；粮食类含水量低，蛋白质含量在 7% ~15%；淀粉、豆类（如红豆、绿豆）在 20% 左右，大豆却可高达 35% ~40%。根据营养学会推荐，成人膳食供给量标准为每日每 kg 体重摄入蛋白质 1g，也就是说，一个 50kg 体重的人，每日需要的蛋白质总量为 50g 左右。而饮用一盒 250ml 的牛奶约等于摄入 7.5g 蛋白质，仅相当于每日蛋白质需要量的 15%。即使一天饮用两盒牛奶，也不过仅占人体需要量的 30%。相对植物类食物蛋白质含量的参差不齐，动物类食物均为蛋白质的良好来源。各种肉类、鱼类、贝类和蛋、奶均含有丰富的蛋白质，但是按照鲜重来计算，肉类和鱼贝类的蛋白质含量最高，可达 15% ~ 20%，蛋类在 12% 左右，牛奶却只有 3% 左右。这也说明，牛奶中真正含有的蛋白质并不多，多喝一大杯奶所摄入的蛋白质，或许你只需要吃一口肉就补回来了。

食物中以豆类、花生、肉类、乳类、蛋类、鱼虾类含蛋白质较高，而谷类含量较少，蔬菜水果中更少。人体对蛋白质的需要不仅取决于蛋白质的含量，而且还取决于蛋白质中所含必需氨基酸的种类及比例。由于动物蛋白质所含氨基酸的种类和比例较符合人体需要，所以动物性蛋白质比植物性蛋白质营养价值高。

在植物性食物中，米、面粉所含蛋白质缺少赖氨酸，豆类蛋白质则缺少蛋氨酸和胱氨酸，故食混合性食物可互相取长补短，大大提高混合蛋白质的利用率，若再适量补充动物性蛋白质，可大大提高膳食中蛋白质的营养价值。虽然人乳、牛奶、鸡蛋中的蛋白质含量较低，但它们所含的必需氨基酸量基本上与人体相符，所以营养价值较高。想要补充充分的蛋白质不可能只靠牛奶，当然也不能只靠鸡蛋、豆浆，应充分摄入不同的食物，获得含不同氨基酸的蛋白质，对人体才是真正有用的。

常见食物蛋白质含量如表 3 - 4 所示。

表 3 - 4　常见食物蛋白质含量

食物名称	每 100g 食物含蛋白质质量（g）	食物名称	每 100g 食物含蛋白质质量（g）	食物名称	每 100g 食物含蛋白质质量（g）
鸡蛋	14.7	核桃	15.4	猪肾	15.5
燕麦	15.6	龙虾	16.4	鸭肉	16.5
莲子	16.6	猪肉（瘦）	16.7	鲢鱼	17.0
羊肉（瘦）	17.3	鸡肝	18.2	猪心	19.1
牛肉（瘦）	20.3	兔肉	21.2	猪肝	21.3
鸡肉	21.5	花生	26.2	猪皮	26.4
蚕豆	28.2	黄豆	36.3	豆腐皮	50.5
海参（干）	76.5				

三、豆类经常吃，坚果适量吃

豆类包括各种豆科栽培植物的可食种子，其中以大豆最为主要，也包括红豆、绿豆、豌豆、蚕豆等各种杂豆。大豆富含优质蛋白质、必需脂肪酸、维生素E，并含有大豆异黄酮、植物固醇等多种植物化合物。坚果类包括花生、核桃、瓜子、松子、芝麻、栗子等有硬壳的小食品。坚果富含脂类和多不饱和脂肪酸、蛋白质等营养素，是膳食的有益补充。

（一）大豆的营养特点

1. 蛋白质

大豆的蛋白质含量达35%～45%，是植物中蛋白质质量和数量最佳的食物之一。大豆蛋白质的赖氨酸含量高，生物价值较高，但蛋氨酸含量较低，成为限制性氨基酸。

大豆蛋白质的优势在于其赖氨酸含量达谷物蛋白质的2倍以上。如果与缺乏赖氨酸的谷类配合食用，则能够取长补短，提高混合食物的蛋白质生物价值，实现蛋白质的互补使用，使混合后的蛋白质生物效价达到肉类蛋白质的水平。

大豆中含有蛋白酶抑制剂，蛋白质不易被消化，但是经过热处理和加工后，蛋白质变性，容易消化。

2. 脂类

大豆的脂肪含量为15%～20%。

大豆油在常温下是黄色液体，其中的不饱和脂肪酸含量高达85%，亚油酸含量达50%以上，油酸为30%以上，维生素E和卵磷脂的含量也很高，并容易消化、吸收，是一种优良的食用油脂。其中的黄色是由于含有胡萝卜素所致。

3. 碳水化合物

大豆含25%～30%的碳水化合物，约一半左右是棉籽糖和水苏糖，还有由阿拉伯糖和半乳糖所构成的多糖类物质。它们在大肠中能被微生物发酵产生气味，引起腹胀。然而，人们发现这些低聚糖类是肠内双歧杆菌的生长促进因子，对健康并没有危害。在豆制品的加工过程中，这些糖类基本上被除去，因此食用豆制品不会引起严重的腹胀。

4. 维生素

大豆和其他豆类的各种B族维生素含量都比较高，维生素B_1、B_2的含量是面粉的2倍以上，是B族维生素的良好来源。黄大豆含有少量的胡萝卜素。但是，干大豆中不含维生素C、D，豆芽中含有较高维生素C。

5. 矿物质

大豆中含有丰富的矿物质，总含量约4.5%～5.0%，其中钙的含量高于普通谷类食品，铁、锰、锌、铜、硒等微量元素的含量也较高。此外，豆类是一类高钾、高镁、低钠的碱性食品，能够纠正饮食中矿物质元素的摄入不平衡，并维持血液的酸碱度。

（二）其他豆类的营养价值

其他豆类的营养价值也较高，但是它们的脂肪含量较低，而淀粉含量较高，被称为淀粉类干豆，传统上为我国人民所喜食，包括红豆、绿豆、蚕豆、豌豆、豇豆、芸豆、扁豆等。

淀粉类干豆的淀粉含量较高，达55%～60%，而脂肪含量低于2%，所以常被并入粮食类中。它们的蛋白质含量一般都在20%以上，其蛋白质的质量较好，富含赖氨酸，但是蛋氨酸不足，因此也可以很好地与谷类食品发挥营养互补作用。淀粉类干豆的B族维生素含量也比较高，大致与大豆相似。各种微量元素的含量也与大豆类似。

鲜豆类和豆芽除含有丰富的蛋白质和矿物质外，其维生素 B_1 和维生素 C 的含量较高，常被列入蔬菜类中。

（三）豆类的抗营养因子

各种豆类中都含有一些抗营养物质，其不利于豆类中营养素的吸收利用，甚至对人体健康有害。这些物质统称抗营养因子。研究比较多的是大豆胰蛋白酶抑制剂和红细胞凝集素。

豆类中所含的大量植酸会妨碍钙和铁的吸收。此外，大豆中含有丰富的脂氧合酶，不仅是豆腥味的起因之一，而且在贮藏中容易造成不饱和脂肪酸的氧化酸败。

大豆中的皂苷可引起胃肠道不适，过去认为它是有害物质，但目前已经确认，皂苷具有降低血脂和血胆固醇的作用，是保健因子之一。豆类中所含有的低聚糖经大肠细菌的发酵，产生二氧化碳、甲烷、氢气等，易造成腹胀不适，过去也作为抗营养因子对待，实际上它们对营养吸收并无妨碍。

（四）大豆制品的营养价值

所谓豆制品绝大多数来源于大豆。

1. 传统豆制品

豆制品中的蛋白质含量非常丰富，与动物性食品相当。同时，豆制品中的脂肪含量与肉类相当，富含必需脂肪酸和磷脂，不含胆固醇，对人体健康有益。大豆本身含有较多的钙，而豆腐以钙盐为凝固剂，因此钙含量很高，是膳食中钙的一个很好的来源。

豆腐干的蛋白质含量相当于牛肉，达20%左右。

豆浆和豆奶的蛋白质含量相当于牛奶，在2%～3%之间。

水豆腐的蛋白质含量相当于猪的五花肉，在5%～8%之间。

腐竹的蛋白质含量相当于牛肉干，达45%～50%。

水溶性维生素在豆腐的制作过程中有较大的损失，表现为硫胺素、核黄素和尼克酸的含量下降。

2. 新型大豆制品

大豆可以制作成蛋白制品，除脱脂豆粉和豆乳粉外，主要有大豆浓缩蛋白和大豆分离蛋白。

（五）坚果类的营养价值

坚果类与豆类类似，也分为两类，一类是含淀粉很高的坚果，如栗子、莲子、白果等；另外一类是大多数坚果，脂肪含量很高，大多具有很高的营养价值。因此，作为零食，坚果类是日常膳食的很好补充。

1. 蛋白质

坚果类的蛋白质含量多为13%～35%，如花生为25%、葵花籽为24%、西瓜籽仁为32%，唯有栗子较低，蛋白质含量仅5%左右。

坚果类蛋白质的限制性氨基酸因品种而异。花生、葵花籽的限制性氨基酸是蛋氨酸和异亮氨酸，质量不如大豆蛋白，但是可以与小麦粉很好地进行营养互补；芝麻的限制性氨基酸为赖氨酸；核桃的限制性氨基酸为赖氨酸和含硫氨基酸。

2. 脂类

高油坚果类的脂肪含量为40%～70%。花生是最常见的坚果，含油量达40%，是重要的食用油籽；葵花籽和核桃的含油量达50%以上；松子仁的含油量更高达70%。

坚果类所含的脂肪酸中必需脂肪酸含量高，其中特别富含卵磷脂，具有补脑健脑的作用。

淀粉类坚果的脂肪含量在2%以下。

3. 维生素

坚果类中的维生素E十分丰富，B族维生素的含量较高，其中尤以花生、葵花籽和芝麻为甚。

杏仁中含较多核黄素。

4. 矿物质

芝麻中除含有特别丰富的铁之外，还含有大量的钙。芝麻中的钙含量是大豆的3～4倍，普通谷类的10倍以上。黑芝麻中更含有大量的锰。据研究发现，芝麻中含有芝麻酚等抗衰老物质。

（六）加工和贮藏对豆类和坚果类食物营养价值的影响

不论是豆腐、豆乳还是发酵豆制品，都有利于营养价值的提高；也可以通过加工，设法除去豆腥味，改善风味和口感。豆腐的消化吸收率可达 90% 以上，而炒豆的蛋白质吸收率仅 50% 。

豆类通过真菌发酵，产生了植物性食品中不存在的维生素 B_{12}。例如，在豆豉中，维生素 B_{12} 的含量为 （0.05 ~ 0.18） μg/100g，臭豆腐中 B_{12} 的含量甚至达到 （1.88 ~ 9.8） μg/100g。

脂肪氧化是食品贮藏中最难以控制的劣变反应之一，在低温和低水分活度的条件下仍然进行。

花生如在高湿条件下贮藏，特别容易被黄曲霉毒素污染，它是人类肝癌的重要致病因素之一，对健康威胁很大。黄曲霉毒素在 280℃ 以上加热方可使之破坏，因此一般烹调方式不能除去其毒性。

四、每天吃多少蔬果奶豆

目前，我国居民蔬菜摄入量逐渐下降，水果、大豆、奶类摄入量仍处于较低水平。根据 2010 ~ 2012 年中国居民营养与健康状况监测结果显示，我国城乡居民平均每人每日蔬菜的摄入量为 269.7g，奶类及其制品的摄入量为 24.7g，大豆类及其制品摄入量为 10.9g。与 2002 年相比，蔬菜、水果、奶类和大豆类摄入量没有明显增加。食物与人体健康关系的研究发现，蔬菜水果的摄入不足，是世界各国居民死亡前十大高危因素。奶类和大豆类食物在改善城乡居民营养，特别是提高贫困地区居民的营养状况方面具有重要作用。在各国膳食指南中，蔬果奶豆类食物都作为优先推荐摄入的食物种类。

《中国居民膳食指南（2016）》推荐保证每天摄入 300 ~ 500g 蔬菜，其中 150 ~ 250g 深色蔬菜；每天摄入 200 ~ 350g 新鲜水果，而且果汁不能代替鲜果；吃各种各样的奶制品，相当于每天液态奶 300g；经常吃豆制品，豆腐、豆干、豆浆、豆芽、发酵豆制品都是不错的选择；坚果有益健康但不可过量，每周以 50 ~ 70g 为宜。

不同年龄人群蔬果奶豆类食物建议摄入量如表 3 - 5 所示。

表 3 - 5　不同年龄人群蔬果奶豆类食物建议摄入量

食物类别	单位	幼儿（岁）		儿童、青少年（岁）			成人（岁）	
		2 岁以上	4 岁以上	7 岁以上	11 岁以上	14 岁以上	18 岁以上	65 岁以上
蔬菜	g/d	200 ~ 250	250 ~ 300	300	400 ~ 450	450 ~ 500	300 ~ 500	300 ~ 450
	份/天	2.0 ~ 2.5	2.5 ~ 3.0	3.0	4.0 ~ 4.5	4.5 ~ 5.0	3.0 ~ 5.0	3.0 ~ 4.5
水果	g/d	100 ~ 150	150	150 ~ 200	200 ~ 300	300 ~ 350	200 ~ 350	200 ~ 300
	份/天	1.0 ~ 1.5	1.5	1.5 ~ 2.0	2.0 ~ 3.0	3 ~ 3.5	2.0 ~ 5.0	2.0 ~ 3.0

续表

食物类别	单位	幼儿（岁）		儿童、青少年（岁）			成人（岁）	
		2岁以上	4岁以上	7岁以上	11岁以上	14岁以上	18岁以上	65岁以上
奶类	g/d	500	350~500	300	300	300	300	300
	份/天	2.5	2.0~2.5	1.5	1.5	1.5	1.5	1.5
大豆	g/周	35~105	105	105	105	105~175	105~175	105
	份/周	1.5~4.0	4.0	4.0	4.0	4.0~7.0	4.0~7.0	4.0
坚果	g/周	50~70（2~3份）						

注：幼儿能量值为1000~1400kcal/d，7岁以上（1400~1600kcal/d），11岁以上（1800~2000kcal/d），14岁以上（2000~2400kcal/d），18岁以上为（1600~2400kcal/d），65岁以上老年人（1600~2000kcal/d）。

蔬菜一份：100g。

水果一份：100g（100g梨或苹果＝25g枣＝65g柿子）。

奶类一份：200~250ml（200ml液态奶＝20~25g奶酪＝20~30g奶粉）。

大豆一份：20~25g（20g黄豆＝60g北豆腐＝110g南豆腐＝120g内酯豆腐＝45g豆干＝360~380ml豆浆）。

坚果一份：10g（10g葵花籽仁＝25g板栗＝20g莲子）。

第四节　适量吃鱼、禽、蛋、瘦肉

关键推荐

◇鱼、禽、蛋和瘦肉摄入要适量。

◇每周吃鱼280~525g，畜禽肉280~525g，蛋类280~350g，平均每天摄入总量120~200g。

◇优先选择鱼和禽。

◇吃鸡蛋不弃蛋黄。

◇少吃肥肉、烟熏和腌制肉制品。

一、鱼、禽、肉、蛋该不该吃

目前社会中有太多吃肉不好、反对吃肉的说法，其实肉类是人类食谱中非常重要的组成部分，其重要性绝不亚于蔬菜、水果，具有其不可替代的营养作用。真正应该反对的是吃肉太多（如每天超过300g）或烹调方法失当（如烧烤、煎炸之类）。

肉类包括畜肉（包括猪、牛、羊等）、禽肉（包括鸡、鸭、鹅等）和鱼肉类（包括各种鱼和海鲜），是一类营养价值很高的食物，是优质蛋白、微量元素和多种维生素的重要来源，是平衡膳食的重要组成部分，应适量常吃。

二、肉类的营养价值

（一）畜肉

畜肉包括牛、猪、羊等大牲畜肉及内脏。畜肉中的蛋白质、维生素和矿物质的含量随动物的种类、年龄、肥厚度和部位的不同而有很大差异。

1. 蛋白质和脂肪　畜肉通常分为肥肉和瘦肉两部分。

瘦肉中蛋白质含量最高的部位是里脊，即脊背部的背长肌，胸脯部分最低。猪肉中的蛋白质含量低，平均仅在15%左右。但畜肉是膳食中蛋白质的重要来源。畜肉的蛋白质是完全蛋白，生物效价比较高，可以与植物蛋白质发生互补。然而，结缔组织中的蛋白质，如胶原、弹性蛋白等因为缺乏色氨酸，其生物效价极低。

2. 维生素

畜肉含有较多B族维生素，其中猪肉的维生素B_1含量较高，是维生素B_1的良好来源，对于以精白米为主食的膳食是很好的补充。

牛肉中比较突出的是叶酸含量较高。

肝是各种维生素在动物体内的贮藏场所，因而各种维生素的含量均很高，特别是维生素A、D、B_2的极好来源。

3. 矿物质

畜肉中含有多种矿物质，其中最重要的是铁。肉类中的铁以血红素铁的形式存在。

（二）禽肉

鸡、鸭、鹅等统称禽类，以鸡为代表。其营养价值与畜肉类似。由于它们的肉质细嫩，更容易被人体消化、吸收。

1. 蛋白质

禽肉的蛋白质也是优质蛋白，生物价与猪肉和牛肉相当。

2. 脂肪

禽类的脂肪中不饱和脂肪酸的含量高于畜肉，其中油酸约占30%，亚油酸约占20%左右，在室温下呈半固态，因而营养价值高于畜类脂肪。禽类脂肪中的胆固醇含量与畜类相当。

3. 维生素

禽肉中含B族维生素丰富，特别富含尼克酸。

4. 矿物质

与畜肉相同，禽肉中铁、锌、硒等矿物质含量很高，但钙的含量也不高。

禽类肝脏和血中的铁含量可达 10～30mg/100g，可称是铁的最佳膳食来源。

三、肉类的合理烹饪

（一）初步加工

对需切洗的原料，应先洗后切，洗时不能过分，更不能切后再洗，以防止脂肪、蛋白质、无机盐、含氮化合物及部分维生素溶于水而损失，影响肉的营养价值和鲜味，防止大量酶的溶出而使肉的质地变老。

（二）短时加热烹调方法

短时加热烹调方法包括炒、溜、爆、滑等。宜选用质地细嫩，富含蛋白质、水分及含氮化合物的瘦肉为原料，切成丝、片、丁等，可用挂糊上浆，来保护营养素。它可以减少原料中水分、含氮有机物、风味物质及脂肪的溢出，防止一些水溶性营养素随水进入汤汁，使原料受热均匀。同时，淀粉中含有一种还原型的物质，可起到抗氧化作用，防止营养素氧化，起荤素搭配、营养互补的作用。它们是肉类原料营养素损失最小的常见烹调方法。在烹调时，加点醋也可以减少维生素 C 的损失。

（三）长时间加热烹调方法

长时加热烹调方法包括蒸、炖、烧、焖、煨等。宜选用质地较老的瘦肉，或肥瘦相间的原料，或带皮带骨的鸡鸭等，此类原料含蛋白质比较丰富，含酶量较高。炖鲜汤时，采用冷水加热煮沸，而后中火或小火长时间加热，有利于蛋白质变性、水解，有利于脂肪和含氮化合物充分浸出，使汤汁鲜美可口，肉质柔软，利于消化、吸收；但应控制火候及时间，防止蛋白质过度老化。若以吃肉为目的则沸水下锅。煮骨头，汤中加少许醋，不仅增加鲜香味，而且使钙等物质易于溶解。

（四）高温加热烹调方法

高温加热烹调方法包括炸、煎、烘、烤等。利用高温烹调油及烤箱等对肉类进行烹调加工，菜肴具有特殊香味和风味，肉质外焦里嫩，容易消化，但营养素（尤其维生素）破坏较大，须严格控制温度及加热时间，否则会给人体带来危害。

（五）红肉与白肉，到底哪个更好

红肉主要是指烹饪前呈现红色的肉，包括猪肉、牛肉、羊肉等，这是因为哺乳动物中含有肌红蛋白；而烹饪前为白色的肉叫白肉，比如鸡、鸭、鱼、贝等。当然，这种分类方法也是有漏洞的，比如三文鱼本身也是红色，但它属于白肉。红肉的特点是肌肉纤维粗硬、脂肪含量较高，而白肉肌肉纤维细腻，脂肪含量较低。

红肉与白肉都是肉类，都富含蛋白质等营养成分。但是，红肉与白肉相比较，二者在脂肪含量上有明显差别。首先，红肉中脂肪含量高，尤其是猪肉。每100g猪肉中脂肪含量高达30.3g，而100g鸡肉中脂肪的含量仅10g左右，只是猪肉的1/3。即使是瘦猪肉，所含的脂肪还是很高的。二是红肉的脂肪多为饱和脂肪，不饱和脂肪的含量却比较低。如牛肉中的不饱和脂肪仅占脂肪总量的6.5%，而在鸡肉的脂肪中，不饱和脂肪占24.7%，是牛肉的近四倍。

大家都知道，红肉含有较高的饱和脂肪，是很多疾病的罪魁祸首。调查显示，红肉摄入量高的地区，居民的冠心病发病率和死亡率都高。既然如此，红肉是不是就不能吃了呢？

红肉也能吃，但最好以白肉代替红肉。前面说过，红肉之所以呈红色，是因为含有肌红蛋白。与白肉相比，红肉中富含铁、锌等微量元素以及维生素 B_{12}、烟酸、维生素 B_1、维生素 B_2 和磷等。这些成分对人体的健康至关重要，尤其是正处于生长发育期的孩子。对于基本不食用红肉的人来说，应该加强其他的补铁方式。

每天吃红肉量应控制在100g以内。经过加工的肉质食品添加了防腐剂，食用后患病风险更大，而如果每周吃2~4次鱼，则会降低患癌症的危险。因此，最好以白肉代替红肉，适量补充新鲜的、经过蒸煮的红肉。

改善饮食结构，预防癌症。为了预防癌症，人们最好改善饮食结构，红肉不能多吃；此外，要多食水果和蔬菜。蔬菜、水果对人体起着始终如一的保护作用，特别是胡萝卜、西红柿、十字花科蔬菜、大蒜、洋葱、土豆、柠檬、葡萄、大豆、浆果类等，它们大都含有丰富的维生素、抗氧化剂、矿物质等。蔬菜还能补充人体所需的多种矿物质和大量纤维素，而纤维能促进肠道蠕动，帮助人体及时排出粪便及大量有毒物质。

四、水产品的营养价值

鱼类的蛋白质含量约15%~20%，与肉类相当，消化吸收率高于畜肉，生物价值也较高。

鱼类脂肪中含不饱和脂肪酸比例较高，容易被人体消化。鱼类脂肪的另一特点是富含20-24碳的长链不饱和脂肪酸，包括EPA、DHA等。

水产品中还含有氨基乙磺酸，即牛磺酸，它是一种能够促进胎儿和婴儿大脑发育、防止动脉硬化、保护视力的有益物质。

水产品中的维生素A、D、E含量均高于畜肉，有的含有较高维生素 B_2。甲壳类食品是锌、铜等微量元素的最佳来源。

（一）贮藏和加工对营养价值的影响

肉、禽、鱼类食物在加工中除水溶性维生素之外，其他营养素损失不大。

（二）几种主要肉制品和水产制品的营养价值

1. 各种灌肠制品

西式灌肠制品通常是肉经食盐、磷酸盐、亚硝酸盐等腌制后切碎装肠衣，然后经过煮制而成。除钠含量升高外，灌肠制品中的维生素和矿物质含量比原料肉略微降低。

2. 香肠 中式香肠的特点是不加大量淀粉，也不经煮制，而是经过腌制后干制保存，其维生素和矿物质含量与原料肉基本相当。

3. 肉松

肉松是肉煮烂后经炒干制成的，其中的蛋白质和矿物质经过浓缩，含量有所增加。因此，肉松是矿物质的良好来源。

4. 罐头鱼

罐头鱼是钙、磷、铁、锌和蛋白质的良好来源。

5. 虾皮和海米

虾皮和海米含亚硝胺类物质，过量食用与人类食管癌、胃癌、鼻咽癌的发病有关。

五、水产品的合理烹饪

鱼类含水量多，肌纤维短，间质蛋白少，肌肉较畜禽肉柔软易碎。大部分鱼类原料在加工烹调前需用盐腌制处理，目的是脱去部分血水和可溶性蛋白质，使肌肉脱水，细胞变硬，鱼体吸收适量盐分，以利于加工。在操作时注意加盐要适量，否则鱼肉过咸，组织过硬，影响菜的质量和风味；对烹制后要求鱼肉鲜嫩的鱼类（如清蒸鳜鱼），为防止鱼肉组织变硬，烹制前一般不先腌制。鱼的脂肪含量较低，多为不饱和脂肪酸，在加热时主要发生水解作用，生成甘油和易被人体吸收的脂肪酸。在烹制鱼时，加入一些料酒、醋，可增加鱼的鲜香味，去除腥味。

吃海鱼，以清蒸或者清汤涮为宜，这样能最大限度地保留鱼的营养成分，使其发挥功效。趁着新鲜吃的说法也太过绝对，譬如生鱼片可以吃，但是一定要处理好，因为现在鱼的污染很严重。据我国对南方淡水鱼的调查，鱼身上沾着细菌和寄生虫的比例很高，有的甚至高达60%～70%。这些细菌和寄生虫通过高温是可以杀灭的，所以吃熟的安全。

此外，建议大家做鱼前，最好用清水泡一泡。因为鱼刚刚杀死，身上的细菌寄生虫并没有死，泡一泡，静止一段时间后，细菌死亡的就多了，而且鱼肉的口感也会好一些。

不吃或少吃鱼头、鱼皮和内脏。因为污染物一般蓄积在肝、肾、肺等内脏组织，肌肉中含量较低。比如，镉在鱼类中的富集部位表现为内脏＞骨骼＞鳃＞肌肉。

尽量食用体积较小的鱼类。因为体积较大的肉食性鱼类处在食物链较高阶层，体内富集的污染物较多。

搭配吃些蔬菜、水果。在吃海产品的同时吃些西兰花、西红柿、香菇、苹果等蔬菜和水果，有利于污染物的排出。

六、为什么优先选择鱼和禽类

鱼类（和大部分海鲜）的脂肪组成很特别，含有较多的多不饱和脂肪酸，尤其是 DHA 和 EPA 几乎是鱼类（和大部分海鲜）的"专利"，对预防成年人血脂异常和心脑血管疾病有一定作用，对婴幼儿神经系统发育也很重要。故作为肉类的首选，推荐平均每天食用 50～100g（每周吃 2～4 次）。

禽类含有脂肪比较少，且其不饱和脂肪酸比例较高，脂肪酸组成优于畜类脂肪。不过受养殖业发展水平较低所限，禽类中激素、抗生素残留问题通常比畜类严重。畜类因其肌色鲜红故有"红肉"之称，其所含铁等微量元素是其他食物难以代替的，但其中含有较多饱和脂肪酸，后者对健康有害。所以畜类宜选用瘦肉，尽量减少肥肉，避免荤油。建议平均每天摄入畜禽肉类 50～75g。

总之，普通成年人平均每天应摄入 100～175g（大约 2～4 两）肉类，其中鱼类要超过一半，畜禽类要少于一半。

七、小小鸡蛋学问大

（一）蛋类的营养价值

蛋类的蛋白质转化率仅次于牛奶，按蛋白质含量来计算，在各种优质蛋白质来源中是最为廉价的一种。它不仅营养优良、平衡、全面，而且易于烹调，烹调中营养损失很小，称得上是一种极好的天然方便食品。

鸡蛋的蛋黄和蛋清分别占蛋可食部分的 1/3 和 2/3。蛋黄集中了鸡蛋中的大部分矿物质、维生素和脂肪，而蛋白是比较纯粹的蛋白质。

蛋类的蛋白质含量为 11%～13%，略低于瘦肉，但质量优异。鸡蛋的蛋白质是各类食物蛋白质中生物价值最高的一种，各种氨基酸比例合理，经常被作为参考蛋白使用。

蛋类的脂类含量为 9%～15%，几乎全部存在于蛋黄中，蛋白中含量极少。蛋类脂肪中不饱和脂肪酸比例较高，并伴存较多磷脂和胆固醇。卵磷脂和脑磷脂是营养物质，对大脑有益。

蛋类含有几乎所有各种维生素，其中维生素 A、D，硫胺素，核黄素，维生

素 B_6、B_{12} 等较为丰富。蛋黄的颜色来自核黄素、胡萝卜素和叶黄素，其颜色深浅因饲料不同、类胡萝卜素类物质含量不同而异。

蛋类含有各种矿物质，但是钙含量不高，因为它的钙主要以碳酸钙的形式存在于蛋壳中。蛋壳中还存在其他微量元素，如锰等。虽然鸡蛋白中的铁含量较高，但是因为含有妨碍铁的吸收的卵黄高磷蛋白等蛋白质，其吸收利用率较低，仅为3%左右。鹌鹑蛋的某些矿物质，如铁、锌、硒等含量略高于鸡蛋。

在0℃冰箱中保存鸡蛋，对维生素 A、D、B_1 无明显影响，但是维生素 B_2、尼克酸和叶酸分别有14%、17%和16%的损失。

（二）鸡蛋的各种吃法和营养价值

1. 制作咸蛋对营养素的含量影响不大，但制作松花蛋会使维生素 B_1 受到一定程度的破坏。

2. 煎蛋和烤蛋中维生素 B_1、B_2 的损失分别为15%和20%，而叶酸损失最大，达65%。煎炸得过焦的鸡蛋蛋白质消化率略微降低，维生素损失较大。煮鸡蛋几乎不带来维生素 B_2 的损失。

生蛋清的消化吸收率仅为50%左右，而且含有抗营养因素，如抗胰蛋白酶因子和生物素结合蛋白等。此外，生鸡蛋中可能污染有沙门菌，因此鸡蛋不宜生食，应加热到蛋清完全凝固为好。

（三）蛋黄好还是蛋清好

吃鸡蛋，无外乎蛋清、蛋黄两部分。有人认为蛋黄有营养，弃蛋清只吃蛋黄；有人却害怕长胖，只吃蛋清而扔掉蛋黄。蛋黄和蛋清，到底哪个更有营养？

蛋清和蛋黄各有优势，但营养成分大不同。蛋清中除了90%的水分之外，剩下10%主要是蛋白质。可别小看这10%的蛋白质，鸡蛋中的主要蛋白质都包含其中。鸡蛋的蛋白质仅次于母乳，在人体中利用率很高，是食物中最优质的蛋白质之一。免疫力低下的老人、儿童以及刚做完手术的人，不妨多吃蛋清补充蛋白质。

1. 蛋黄的营养成分有多复杂

跟蛋清比起来，蛋黄的营养成分就复杂得多。

（1）鸡蛋中的脂肪全部集中在蛋黄里，但大多是对人体有利的脂肪酸，而且含有橄榄油中的主要成分——油酸，对预防心脏病有益。

（2）此外，维生素 A、D、E、K，磷、铁等矿物质也大多在蛋黄中，尽管铁的吸收率比较低，但对于不能吃肉的婴儿来说，就显得至关重要。

（3）同时，蛋黄中还有一种非常重要的物质——卵磷脂，对大脑发育格外关键，还有降低胆固醇的作用。

（4）蛋黄的颜色更蕴藏着丰富的营养密码：有预防嘴角开裂的核黄素，还有能保护眼睛的叶黄素和玉米黄素。

（5）蛋黄颜色越深，维生素 A、D、E、K 含量就越高。

鸡蛋是自然界的一个奇迹，一个受过精的鸡蛋，在温度、湿度合适的条件下，不需要从外界补充任何养料，就能孵出一只小鸡，这就足以说明鸡蛋的营养是非常完美的，鸡蛋被认为是营养丰富的食品，含有蛋白质、脂肪、卵黄素、卵磷脂、维生素和铁、钙、钾等人体所需要的矿物质。突出特点是，鸡蛋含有自然界中最优良的蛋白质。

光吃蛋白，不吃蛋黄或光吃蛋黄，不吃蛋白，都不好。正确的吃法应该是吃整个鸡蛋。只吃蛋白就会失去鸡蛋中大部分其他营养；而只吃蛋黄不吃蛋白也不好，因为蛋黄虽然营养含量较高，却含有较多的胆固醇，而蛋白却基本上不含胆固醇。

1 岁以内、4 个月以上的婴儿，以食用蛋黄为宜，一般从 1/4 个蛋黄开始，适应后逐渐增加到 1～1.5 个蛋黄。五岁以上的幼儿可以开始食用全蛋。有些幼儿吃蛋会发生过敏反应，这主要是对卵清蛋白过敏，应避免食用蛋清，甚至全蛋，以后逐渐少量地吃蛋黄，逐步达到脱敏的目的。但对于绝大多数幼儿，鸡蛋特别是蛋黄含有丰富的营养成分。这些营养成分，对于促进幼儿生长发育、强壮体质及大脑和神经系统的发育、增强智力都有好处，每天吃一个为宜。

2. 正确认识蛋黄中的胆固醇

尽管鸡蛋被公认是营养食品，近年来还是遭受过一段时间的冷落。原因是大众认为鸡蛋黄中含有较高的胆固醇，而胆固醇过高会引发心脑血管疾病。但是，鸡蛋中的胆固醇含量真的高到影响人体健康吗？根据食物成分表，重 60g 的鸡蛋约含胆固醇 308mg，而营养学会推荐的成人每日摄入量约 300mg，从这组数字上看，并不能说鸡蛋中胆固醇含量过高因而不能食用。鸡蛋黄确实含有较高的胆固醇，但不代表含有胆固醇就会令人体内的胆固醇升高。很多吃素的人，胆固醇也超标，而很多吃肉的人胆固醇水平反而正常。人体胆固醇有两个来源，一个来源于吃，就是食物摄入的；另一个是人体肝脏产生的。如果从食物中摄入的胆固醇量很大，那么肝脏产生的就会少，就会自动下调；反之，如果摄入的很少，甚至是零，外源性胆固醇没有了，肝脏就会加大自身胆固醇的制造。而外源性胆固醇，也就是吃进去的占的比率不到 30%，体内自我生产的占到 70%～80%。所以说，吃鸡蛋吃出高胆固醇，就不可信。

还需要认识到的是，膳食中的胆固醇并不是越低越好。人体血液中的胆固醇是非常重要的。胆固醇是人体细胞的重要成分，是很多重要激素和维生素合成的前提。缺少胆固醇会导致一系列健康问题。人体内的胆固醇靠膳食摄入和自身合成这两个来源，如果膳食中摄入不足，就要靠自身合成。打破这个平衡，必然对健康不利。而且，有人为避免胆固醇的摄入而拒绝某些食品，导致拒绝的不仅是胆固醇，还有更多的营养物质，显然是得不偿失的。

（四）从五种形态识别变质蛋类

微生物的污染可使鸡蛋、鸭蛋等禽蛋变质腐败。变质禽蛋可出现五种改变：①蛋白质分解导致蛋黄移位，形成"贴壳蛋"；②蛋黄膜分解形成"散黄蛋"；③继续腐败，蛋清和蛋黄混为一体成为"浑汤蛋"；④蛋白质进一步被细菌破坏分解形成硫化氢和氨类，可出现恶臭味，形成"臭鸡蛋"；⑤真菌在蛋壳内壁和蛋膜上生长繁殖，形成暗色斑点，称为"黑斑蛋"。

（五）怎样吃鸡蛋营养又安全

鸡蛋有"世界上最营养的早餐""理想的营养库""最优质的蛋白"等华美封号。但水煮蛋、蒸鸡蛋、荷包蛋、炒鸡蛋……不同做法对它的营养吸收有很大影响。

1. 带壳水煮蛋

不加一滴油、烹调温度不高，营养全面保留。水煮蛋的蛋白质消化率高达99.7%，几乎能全部被人体吸收利用。

2. 水煮荷包蛋

加热温度较低，水溶性维生素有少许损失。蛋白质消化率为98%。

3. 蛋花汤和蒸蛋

加热温度较低，核黄素、叶黄素等水溶性维生素损失少。蛋白质消化率为92.5%。

4. 煎荷包蛋

加热温度高，维生素 A、D、E、K 等脂溶性维生素和水溶性维生素都有损失。蛋白质消化率为98%。

5. 摊鸡蛋

指用少量的油，小火煎成的蛋饼，因此蛋黄中的胆固醇氧化不多。加热温度高，所有维生素都有损失。

6. 炒鸡蛋

鸡蛋打散后再炒，蛋黄中的胆固醇和空气接触较充分，氧化较多。鸡蛋比较吸油，用油量也较大。加热温度高，维生素损失较多。蛋白质消化率为97%。

7. 生鸡蛋

蛋白质消化率仅为30%～50%。

（六）6 种让鸡蛋口感"最佳"的方法

光知道哪种鸡蛋做法最好还不行，如果操作不对，不但会让口感变差，更会影响营养，甚至产生有害物质。

1. 煮鸡蛋

鸡蛋应该冷水下锅，慢火升温，沸腾后微火煮 3 分钟，停火后再浸泡 5 分钟。这样煮出来的鸡蛋蛋清嫩，蛋黄凝固又不老，蛋白变性程度最佳，也最容易消化。而煮沸时间超过 10 分钟的鸡蛋，不但口感变老，维生素损失大，蛋白质也会变得难消化。煮前把蛋放入冷水浸泡一会儿，以降低蛋内气压；然后用中等火候，冷水煮沸，即可防止蛋壳破裂，避免营养素流失。煮鸡蛋看似简单，却很难把握火候。时间过短会使蛋黄不熟，时间过长又会使鸡蛋变老不好吃。

2. 煮荷包蛋

水沸时打入鸡蛋，转至小火煨熟。咸味的荷包蛋中可以加入西红柿、青菜等，甜味的还可以加上酒酿、红枣、枸杞等配料。

3. 煎蛋

最好用小火，油也要少。有的人喜欢把蛋清煎得焦脆，这样不但会损失营养，还有可能产生致癌物。最好只煎一面，蛋清凝固即可。加点面粉颜色好看。首先将锅烧热，加入一点点油，接着将鸡蛋打入锅内，改用小火加热，大约 1 分钟后蛋白开始凝固，此时可以在鸡蛋上洒两小勺热水，然后马上盖上锅盖，再煎 2 分钟就可以了。这样煎出来的鸡蛋更加鲜嫩爽滑，并且比较安全。另外，煎蛋时油在高温下，容易外溅，可在油锅中加一点面粉，不仅能防油外溅，煎出来蛋的颜色也好看。

4. 鸡蛋羹

不要在搅拌鸡蛋的时候放入油或盐，这样易使蛋胶质受到破坏，蒸出来的蛋羹又粗又硬。也不要用力搅拌，略搅几下，保证搅均匀就上锅蒸。将鸡蛋打到碗中，一边搅拌一边缓缓加入适量温开水，打至蛋液上出现 1 厘米高的气泡即可。注意不要用力搅拌，否则蛋液会产生大量泡沫，蒸熟后水和鸡蛋羹容易分离。等蒸锅里水开后再放入蒸碗。蒸蛋羹时最好用中火或文火，一般开锅后 8 分钟为宜。酱油、盐、葱花等调料应在蒸熟后再放。另外，蒸蛋羹时加入少许牛奶，能让其口感更滑嫩，营养价值也更高。

5. 摊鸡蛋

用油要少，最好用中火。蛋饼如果摊厚一点，更有利于保存营养。

6. 炒鸡蛋

最好用中火，忌用大火，否则会损失大量营养，还会让鸡蛋变硬。但火太小了也不行，因为时间长了水分丢失多，摊出的鸡蛋发干，会影响质感。在搅拌蛋液时加入两样"宝"，就可以轻松炒好鸡蛋。第一个是料酒，这样炒鸡蛋不但能少放油，还能让鸡蛋更加嫩滑，味道更鲜美。另外一样是清水，在打鸡蛋时把清水和鸡蛋加到一起，打匀，放入锅中小火慢炒，鸡蛋口感会特别嫩滑，并且不容易糊锅。一般炒 5 个鸡蛋，加料酒 5g，加水 50g 左右。

忌吃未熟鸡蛋：生鸡蛋不但存在沙门菌污染问题，还有抗酶蛋白和抗生物素蛋白两种有害物。前者会影响蛋白质的消化吸收；鸡蛋蛋白含有的抗生物素蛋白能与食物中的生物素结合，导致人体生物素缺乏，产生精神倦怠、肌肉酸痛等症状。未熟的鸡蛋中这两种物质没有被分解，因此影响蛋白质的消化。

（七）不管鸡蛋姓不姓"柴"，有营养的就是好蛋

鸡蛋蛋白质消化率高达 97%，可以说是各种高蛋白食物中最适合人体吸收利用的一种食物，而且随处可见，量大价优，烹调方式多种多样，是百姓餐桌上常常出现的食物。但就是这样一枚小小的鸡蛋，如今也出现了很多的"门派"！

1. 红壳鸡蛋与白壳鸡蛋

很多人挑鸡蛋专门爱挑红壳（皮）的，他们认为红壳（皮）鸡蛋营养价值更高。鸡蛋壳（皮）的颜色是由谁决定的呢？蛋壳（皮）的颜色取决于蛋壳（皮）中的一种色素，这种色素叫原卟啉色素。鸡蛋壳（皮）颜色越深，原卟啉色素含量就越多。该色素的合成能力因母鸡的品种而异，也就是说鸡妈妈的种类决定了鸡蛋的蛋壳（皮）颜色。不过要知道，我们一般是不吃鸡蛋壳（皮）的，另外就算吃的话，这个原卟啉色素也没有任何营养价值，现在我们来看看红壳（皮）鸡蛋和白壳（皮）鸡蛋营养成分有没有差别。

（1）蛋白质：白壳（皮）鸡蛋比红壳（皮）鸡蛋高 0.75% 左右。

（2）维生素：白壳（皮）蛋的维生素 A、维生素 B_1、维生素 B_2 都略高于红壳蛋。

（3）脂肪：红壳（皮）蛋比白壳（皮）蛋高 1.4% 左右。

（4）胆固醇：红壳蛋比白壳蛋高 0.8% 左右。

除此以外，二者其他营养成分几乎相等。根据以上比较可以看出，红、白壳（皮）鸡蛋主要成分虽有所不同，但差距不大。所以，红壳（皮）鸡蛋更有营养是没有任何依据的。我们挑鸡蛋最主要还是应该看它是否新鲜。

2. 柴鸡蛋和普通鸡蛋

柴鸡蛋又叫土鸡蛋，是家里散养鸡下的蛋，它的营养价值并不像人们想象中的那么高，放养的土鸡每天在林地里活动觅食，只吃虫子、野草等天然食物。这种鸡因为营养不均衡，下的蛋个头比较小，但因为土鸡吃绿叶菜较多，蛋黄中的类胡萝卜素和维生素 B_2 含量高，因此蛋黄更大，颜色更深一些。

而普通鸡蛋，则是笼养鸡下的蛋，它们只吃饲料。这种科学配方的饲料也可以囊括多种食物和营养物质，因此这种鸡蛋的营养并不差，价格却是最便宜的。而且由于养鸡场里的鸡所吃的饲料都是经过科学配比的，营养素含量更均衡些，因此产出的蛋中，铁、钙、镁等矿物质元素的含量都高于柴鸡蛋。既然柴鸡蛋在

营养上并不比普通鸡蛋好，为什么还有那么多人爱吃呢？

我想最主要是因为柴鸡蛋的口感更好。因为柴鸡蛋中的脂肪含量更高，所以蛋黄较大，非常适合做煮鸡蛋和煎蛋，简单的烹调方法能将它优良的口感完全发挥出来。而普通鸡蛋的蛋清较多，适合做蒸蛋或打蛋花用。

通过上面的介绍，相信您已经了解到鸡蛋的门派，可以说不管鸡蛋姓不姓"柴"，有营养的就是好蛋。

八、如何实现适量吃鱼、禽、蛋、瘦肉

（一）控制摄入总量

把握好"适量摄入"的关键，是要注意控制摄入总量。建议成人每周摄入鱼和畜禽肉的总量不超过 1.1kg，鸡蛋不超过 7 个。应将这些食物分散到每天各餐中，避免集中食用。最好每餐可见到肉，每天可见到蛋，以便更好地发挥蛋白质互补作用。

（二）制定每周食谱

制定食谱，是控制动物性食物适量摄入的有效方法，建议制定周食谱。鱼和畜禽肉可以换着吃，但不宜相互取代，不偏食某一类动物性食物。不要求每天各类动物性食物样样齐全，但每天最好不应少于 2 类。

（三）掌握食物份量

了解常见食材或熟食品的重量，可在烹饪时掌握食块的大小，以及在食用时主动掌握食物的摄入量。大块的肉，如红烧蹄膀、鸡腿、粉蒸肉等，如果不了解其重量，往往会导致过量摄入，因此在烹饪时宜切小块烹制。烹制成的大块畜禽肉或鱼，吃前最好分成小块再供食用。

（四）外餐荤素搭配

在外就餐时，常会增加动物性食物的摄入量，建议尽量减少在外就餐的次数，如果需要在外就餐，点餐时要做到荤素搭配，清淡为主，尽量用鱼和豆制品代替畜禽肉。

第五节　少盐少油，控糖限酒

关键推荐

◇培养清淡饮食习惯，少吃高盐和油炸食品。成人每天食盐不超过 6g，每天烹调油 25～30g。

◇控制添加糖的摄入量，每天摄入不超过 50g，最好控制在约 25g 以下。

◇每日反式脂肪酸摄入量不超过2g。

◇足量饮水，成年人每天7~8杯（1500~1700ml），提倡饮用白开水和茶水；不喝或少喝含糖饮料。

◇儿童、少年、孕妇、乳母不应饮酒。成人如饮酒，男性一天饮用酒的酒精量不超过25g，女性不超过15g。

一、食"盐"有道

中国营养学会建议健康成年人一天食盐（包括酱油和其他食物中的食盐量）的摄入量是不超过6g。但2012年的调查显示，我国居民每人日平均摄入食盐10.5克。我国大多菜肴以咸作基础味，是食盐让我们享受到了美味佳肴。但是高血压流行病学调查证实，人群的血压水平和高血压的患病率均与食盐的摄入量密切相关。食盐的主要成分为氯化钠。食盐摄入量与高血压和冠心病显著相关。食盐摄入量高的地区，疾病发病率也高，限制食盐摄入可改善高血压症状。50岁以上的人、有家族性高血压的人、超重和肥胖者，其血压对食盐摄入量的变化更为敏感，膳食中的食盐如果增加，发生心脑血管意外的危险性就大大增加。因此，减少食盐量仍需努力。对一般人来说，每日摄盐量应限制在6g以内，不要超过此限值。对老年患者，每日摄盐量应限制在4g左右，这对降低和稳定血压大有裨益，对有些患者来说，摄盐量还可以再低些甚至是无盐饮食。

二、如何减少盐摄入量

首先要自觉纠正因口味过咸而过量添加食盐和酱油的不良习惯，对每天食盐摄入采取总量控制，用量具量出，每餐按量放入菜肴。

一般20ml酱油中含有3g食盐，10g黄酱含1.5g食盐，如果菜肴需要用酱油和酱类，应按比例减少食盐用量。

习惯过咸味食物者，为满足口感的需要，可在烹制菜肴时放少许醋，提高菜肴的鲜香味，帮助自己适应少盐食物。

烹制菜肴时如果加糖会掩盖咸味，所以不能仅凭品尝来判断食盐是否过量，使用量具更准确。此外，还要注意减少酱菜、腌制食品以及其他过咸食品的摄入量。

不要忘记钾盐，钾也是人体必需的元素，钾盐可部分替代钠盐。钾主要分布在细胞内，与细胞外的钠相互协作参与物质代谢、维持神经肌肉的功能等。对血压的影响与钠相反，钾通过扩张血管，降低血管阻力，而降低血压；还能增加尿钠排出从而调整钠钾比值，来降低血压。所以，高血压的防治饮食原则是低钠高钾膳食。现在市面上有钾盐和低钠盐出售，消费者可以根据自己的情况选择。

三、烹调油，悄然成"灾"

饮食离不开油，烹调油除了可以增加食物的风味，还是人体必需脂肪酸和维生素 E 的重要来源，并且有助于食物中脂溶性维生素的吸收利用。但是过多脂肪摄入会增加慢性疾病发生的风险。根据原卫生部 2004 年发布的《中国居民营养与健康状况调查报告》，城市居民膳食中脂肪供能比例高达 35.0 %，远超出世界卫生组织建议的 30% 合理上限。而脂肪过多，是造成肥胖、高血压、高血脂、脂肪肝、动脉硬化、糖尿病、肿瘤等慢性病发病率高居不下的重要原因。

那膳食中大量的脂肪是从哪里来的呢？很简单，就是由于烹调油（几乎百分之百是脂肪，没有蛋白质）太多造成的。膳食中的脂肪主要来源有两个，一个是鱼、肉、蛋、奶等动物性食品；另一个是烹调油。根据上述调查报告，中国城市居民平均每天吃 44g 烹调油（中国营养学会的推荐量是每天 25g），在城市居民平均每天高达 85.5g 脂肪摄入中，竟然有一半多（44g）是通过烹调油摄入的。可以说，烹调油已悄然成"灾"。减少烹调油的摄入量已经成为改善城市居民饮食结构的当务之急。

像"盐多有害"一样，人们首先应该认识到油多害处更大。以下措施有助于在日常生活中减少烹调油的摄入量。

（1）烹调菜肴时少放油（每人每餐不超过 1 小汤匙），适当多使用其他调味品。

（2）多用蒸、炖、炒、微波等烹调方法，少用炸、煎、烧等烹调方法。

（3）炒菜时不要放"明油"，禁止在炒菜过程中二次放油。

（4）每餐至少有一个凉拌菜（或蘸酱菜），以减少烹调油使用量。

（5）不管在家吃，还是在饭店吃，都要尽量少吃油炸食品，包括油炸的肉类、油炸的主食、油炸的点心。

（6）饭店就餐时，少点水煮鱼、烧茄子、虎皮尖椒、地三鲜、蛋黄焗南瓜、蛋挞、葱油饼、胡萝卜酥等含有大量油脂的菜品和点心。

（7）饭店就餐时，少吃以大量油脂调味的菜品。

（8）少吃面包、汉堡、饼干、快餐面等含有大量油脂的方便食品。

四、远离反式脂肪酸

在油脂的化学结构中，脂肪酸的氢原子分布在不饱和键的同侧，称作顺式脂肪酸；反之，氢原子在不饱和键的两侧，称作反式脂肪酸。常用植物油的脂肪酸均属于顺式脂肪酸。植物油部分氢化产生反式脂肪酸，如氢化油脂、人造黄油、起酥油等。为了避免动物脂肪对健康的不利，在欧美曾流行人造黄油代替天然黄油，膳食中反式脂肪酸摄入量增加。

有研究表明，反式脂肪酸摄入量多时可升高低密度脂蛋白，降低高密度脂蛋白，增加患动脉粥样硬化和冠心病的危险性。还有研究表明，反式脂肪酸可干扰必需脂肪酸代谢，可能影响儿童的生长发育及神经系统健康。随着对反式脂肪酸危害的认识，欧美等国家对反式脂肪酸加以限制，规定膳食中反式脂肪酸提供能量的比例不超过总能量的2%。如妇女将反式脂肪酸摄入量降至占总能量的2%，可使冠心病的危险性下降53%。由于膳食模式不同，目前我国居民膳食中反式脂肪酸摄入量远低于欧美等国家，膳食中反式脂肪酸提供能量的比例未超过总能量2%的水平，尚不足以达到对机体产生危害的程度。但是也应尽可能少吃富含氢化油脂的食物。

五、甜蜜的陷阱

热爱甜食可以说是很多人的天性，对糖的偏好是人类进化中的一场革命，因为自然界中甜的食物往往是安全的，而苦的食物常常是有毒的。我们喜欢糖的原因很简单，因为我们需要它。糖是一种碳水化合物，是我们身体能量的主要来源。

对很多人来说，花花绿绿、精美别致的各种甜品带给我们的首先是一种视觉上的享受；而甜品的美味，特别是其中糖的甜蜜，带给我们的是味觉上的享受。闲暇时一大杯冰淇淋，压力大时的一块奶油蛋糕，都会让我们身心欢愉。奥秘就在于甜的味道会通过味蕾刺激大脑分泌一些化学物质，这些化学物质有助于提升情绪和安抚神经。

但是糖游走在甜蜜与危险之间！膳食指南推荐我们每日添加糖量不超过50g，最好控制在25g以下。添加糖是指人工加入到食品中的糖类，包括饮料中的糖，具有甜味特征，常见的有白砂糖、绵白糖、冰糖和红糖。添加糖是纯能量食物，不含其他营养成分。

（一）过量吃糖带来的危害

1. 会导致龋齿

经常吃糖又不及时漱口，极易患龋齿（蛀牙）及多种口腔疾病。牙齿和口腔疾病会给我们进食带来很多的困扰。

2. 引起厌食

过多食用甜食，使血糖升高，抑制了食欲，这也是部分儿童厌食的重要原因。

3. 降低营养素吸收

儿童经常食糖，特别是空腹食糖，可损害机体对蛋白质等重要营养物质的吸收，影响身体发育和智力发展。英国生理学家哈丁博士通过实验发现，糖与蛋白质结合可改变蛋白质原来的分子结构，变成一种凝聚的物质，不仅营养价值下降，而且难于吸收。

4. 引起肥胖

糖也是产能营养素，对于人体有着很大的作用，当糖进入到人体以后，一部在胰岛素的作用下分解，来供应人体所需要的能量，另一部分也在胰岛素的作用下合成糖原储存起来，以备急用。但是人体合成糖原是有上限的，再多的糖就会转化成脂肪储存到体内，久而久之引起肥胖，而肥胖能引起很多慢性疾病，包括心脑血管疾病、糖尿病、癌症等。

5. 引发糖尿病

人的机体是有识别能力的，当摄入大量的糖类食物时，胰腺就会拼命地工作，拼命地分泌胰岛素，来将这些糖分解，合成糖原。如果一个人经常摄入大量的糖，胰腺就要经常超负荷工作，而机体每一个器官都是有寿命的，超负荷地工作会导致提前功能衰竭，这个时候糖尿病就发生了。

6. 引发痛风

糖过量易导致人体内源性尿酸的形成，而尿酸过高，就很容易引发痛风，痛风这种病真是很折磨人的，死不了人，却疼的想死。它有一个绰号叫做"不死的癌症"，美国的一项调查显示，大量喝甜饮料的人痛风的发病率比不喝甜饮料的人高出 120 倍。可见，糖过量的危害是多么的可怕。

很多人认为糖尿病患者才不能吃糖，健康人吃糖是没有问题的。其实这也是一种甜蜜的欺骗。血糖指数很高，意味着糖被消化得很快，血糖的迅速升高会促使胰腺释放大量胰岛素，帮助细胞把糖转化为能量，因此你会感到精神振奋。但很快，这种消化会使你身体的葡萄糖水平突然下降，从而给大脑发出信号：又到进餐时间了！这样，你就会摄入过多能量。

糖和脂肪是亲密伴侣：想想冰淇淋、蛋糕和饼干吧，这些食品都含有大量的糖、奶油和黄油。糖分能够使油脂类的东西更加可口，结果是你很可能会在一顿饭中摄入更多的热量。

所以你看，当你面临压力的时候，虽然适量的糖能够缓解心情，但如果不小心吃得过多，那么你就无法控制体重。这样就造成自己的肥胖，而肥胖又是众多疾病之源。

原卫生部《中国慢性病防治工作规划（2012－2015 年）》显示：过去 30 年，中国人平均糖的消费量每年都在增长。现在中国有 3300 万血脂异常者，有 9700 万糖尿病患者，有 1.2 亿肥胖症患者，有超过 2 亿的高血压患者。而这些疾病都直接或间接跟糖摄入量超标有关。

（二）食物中的"隐形糖"

生活中，我们会吃到很多美味菜肴，你以为酸、辣、咸是其灵魂，但实际上，还有一种原料才是它的关键。比如宫保鸡丁，在制作宫保鸡丁的时候所用到最多的调味料就是糖。糖在烹调当中起着很好地提味、增鲜、缓冲的作用。它可以让盐不咸、辣不烈，而且能够很好地中和酸味和苦味。所以，很多菜肴，糖都是不可或缺的重要原料。比如鱼香肉丝……这就让我们本以为没有糖的食物成为了甜蜜的陷阱。

（三）饮料中的"隐形糖"

不只是菜品，饮品也是一样。我们用方糖（每块4.5g）来衡量一下饮料中到底有多少糖！根据配料表和营养成分表，我们可以算出。

（1）可乐：每500ml含糖量53g，大约12块方糖。

（2）橙汁型碳酸饮料：每600ml含糖量63g，大约14块方糖。

（3）冰糖雪梨：每500ml含糖量60g，大约13块方糖。

（4）果粒橙：每450ml含糖量46.5g，大约11块方糖。

（5）冰红茶：每550ml含糖量53g，大约12块方糖。

很少有人会一下子吃掉这么多方糖，但是怎么就喝进去了呢？这是因为饮料中添加了酸味剂，减轻了味蕾对甜味的敏感性。令人不知不觉中摄入了过多的糖。看来，如果想加入高血压、糖尿病和肥胖的人群，其实也不难，只要每天在以上甜饮料中任选一瓶，就有很大的机会实现！我们该怎样选择饮料呢？首先要记住最好的饮料永远是白开水！如果我们一定要喝饮料，建议大家选低糖型。

建议大家养成低糖饮食的好习惯，因为减少了糖的摄入可以降低很多疾病的发病风险。日添加糖量不超过50g，最好控制在约25g以下。

六、一杯酒的旅行

"葡萄美酒夜光杯，欲饮琵琶马上催。醉卧沙场君莫笑，古来征战几人回"。

中国历史的各种传奇故事都有酒的身影。武松打虎、贵妃醉酒、李白斗酒诗百篇……可以说中国的酒文化是源远流长。

酒进入人体后，并不像传说中的"酒肉穿肠过"那样简单，而要经过一个复杂的代谢过程。就像有些人喜欢在旅游点写"某某到此一游"，酒也会在这些著名的人体景点留下痕迹。我们今天就跟随一杯酒来看看它在人体内的旅程。

第一站：口腔。酒精会刺激我们的味蕾。让我们感受它辛辣的味道。

第二站：胃。当今饭桌应酬的规矩之一便是饭前将第一杯酒干了。殊不知，这样做是极其危险的。酒精不经过消化酶的分解，进入人体后，大约20%在胃内被吸收。所以空腹喝酒容易醉：因为在充满食物的胃中，酒精接触并扩散入胃壁的机会将减少；食物还使得酒精在胃中停留的时间延长，减慢了它进入高吸收的小肠，所以先进食再喝酒，酒精到达脑部产生醉意的速度就慢了；如果胃中没有食物，酒精直接接触胃壁被吸收进入血液循环至脑，很快就会产生醉意。

对于采用胰岛素治疗的糖尿病患者来说，空腹饮酒会引起低血糖反应。正确的饮酒方法是喝酒前先补充一些食物，含糖的点心、含脂肪的食物或者蔬菜都行，摄入一定的蛋白质、碳水化合物，使消化系统活跃起来，这样就能减缓肠胃对酒精的吸收，避免因为饮酒过快造成酒精中毒。

第三站：小肠。当胃中的酒精进入小肠时，不管有无食物，酒精都会很快地被吸收进入血液循环；小肠可吸收 80% 的酒精。过量酒精会损伤肠黏膜，影响小肠对维生素 B_1 等营养素的吸收。

第四站：由血液带入肝脏。肝脏是酒精代谢的主要场所，因而长期饮酒对它的伤害最大，酒精可以抑制肝脏的脂肪代谢。乙醛是酒精所致肝病的主要因素之一。长期过量饮酒与脂肪肝、肝静脉周围纤维化、酒精性肝炎及肝硬化之间密切相关。过量饮酒会导致脂肪肝、肝硬化、肝癌。

第五站：如果饮酒者喝得很慢，酒精会聚集在肝脏，而对身体其他部位影响较小；但如果喝得很快，部分酒精就会绕过肝脏，而流经包括心脏和脑在内的身体其他部位。酒精流经心脏时同样会对心肌细胞造成直接的伤害，据解剖来看，酒精中毒死亡者的心脏膨大，其重量几乎是正常心脏的两倍。这会引发心律失常和心力衰竭。

第六站：最后会进入大脑。酒精对人体大脑有直接的毒害作用，当酒精直接进入神经细胞类脂层时，就开始起破坏性作用，如神经细胞脱水（宿醉后的头痛）、坏死、变性、缺失，神经细胞体萎缩、树突减少等，导致不可逆的神经系统损害。许多患者出现失眠、记忆力减退、智力下降、运动障碍甚至瘫痪。血液中酒精的浓度达到 0.4% 时，则让你失去知觉，昏迷不醒，甚至抑制呼吸中枢危及生命。

（一）每天喝多少酒合适呢？

2002 年中国居民营养与健康调查结果显示，我国城乡成年居民当前饮酒率为 22.4%，城乡男性各年龄组的饮酒率均明显高于相应的女性组。

成年男性饮酒率为 42.21%，城乡分别为 43.3% 和 41.8%；成年女性饮酒率为 4.8%，城乡分别为 4.7% 和 4.8%。

我国城乡成年饮酒居民的人均酒精消费量为 24.8g/d，城乡男性各年龄组饮酒居民的酒精消费量均明显高于女性。

成年男性饮酒居民的酒精消费量为 28.2g/d，城乡分别为 26.0g/d 和 29.1g/d；成年女性饮酒居民的酒精消费量为 9.9g/d。

城乡成年男性饮酒居民中分别有 33.1% 和 36.1% 的酒精消费量超过每日 25g。

城乡成年女性饮酒居民分别有 10.8% 和 19.8% 的酒精消费量超过每日 15g。

了解了酒精在体内的旅行过程后，你可以采取一些相应的措施来减少酒精对身体的危害。最关键是要做到少喝。那么喝多少合适呢？

《中国居民膳食指南（2016）》（由中国营养学会组织编写）推荐的日饮酒量如表 3-6 所示。

表 3-6 《中国居民膳食指南（2016）》推荐的日饮酒量

男性不超过 25 克	女性不超过 15 克
啤酒 750 毫升	啤酒 450 毫升
葡萄酒 250 毫升	葡萄酒 150 毫升
高度白酒 50 毫升	38°白酒 50 毫升
或 38°白酒 75 毫升	

（二）哪些人不应饮酒

适量饮酒与健康的关系受诸多个体因素的影响，如年龄、性别、遗传、酒精敏感性、生活方式和代谢状况等。妇女在怀孕期间，即使是像正常成人适量饮酒也可能会对胎儿发育带来不良后果，酗酒更会导致胎儿畸形及智力迟钝。实验研究表明，酒精会影响胎儿大脑各个阶段的发育，如在胚胎形成初期孕妇大量饮酒可引起严重变化，在怀孕后期大量饮酒可造成胎儿大脑特定区域出现功能性缺陷。儿童正处于生长发育阶段，各脏器功能还不很完善，此时饮酒对机体的损害甚为严重。儿童即使饮少量的酒，其注意力、记忆力也会有所下降，思维速度将变得迟缓；特别是儿童对酒精的解毒能力低，饮酒过量轻则会头痛，重则会造成昏迷甚至死亡。在特定的场合，有些人即使饮用适量的酒也会造成不良的后果，例如准备驾车、操纵机器或从事其他需要注意力集中、技巧或者协调能力的人。有的人对酒精过敏，微量饮酒就会出现头晕、恶心、冷汗等明显不良症状。因此，儿童、少年、准备怀孕的妇女、孕妇和哺乳期妇女，正在服用可能会与酒精产生作用的药物的人，患有某些疾病（如三酰甘油血症、胰腺炎、肝脏疾病等）及对酒精敏感的人都不应饮酒。血尿酸过高的人不宜大量喝啤酒，以减少痛风症发作的危险。

七、合理选择饮料

水是人体重要的组成成分，人体内水的含量因年龄、性别不同而有所差异。正常成人水分大约为 70%，婴儿体重的 80% 左右是水，老年人身体 55% 是水分。

水是膳食的重要组成部分，是一切生命必需的物质，在生命活动中发挥着重要功能。体内水的来源有饮水、食物中含的水和体内代谢产生的水。水的排出主要通过肾脏，以尿液的形式排出，其次是经肺呼出、经皮肤和随粪便排出。进入体内的水和排出来的水基本相等，处于动态平衡。水的需要量主要受年龄、环境温度、身体活动等因素的影响。在温和气候条件下生活的轻体力活动的成年人每天需 7 ~ 8 杯（1500 ~ 1700ml）水，提倡饮用白开水和茶水；不喝或少喝含糖饮料。

（一）水是生命之源

水在体内不仅构成身体成分，而且还具有重要的生理功能：①水在细胞内构成介质，人体内所有的生化反应都依赖于水的存在；②将营养成分运输到组织，将代谢产物转移到血液进行再分配以及将代谢废物通过尿液排出体外；③水是体温调节系统的主要组成部分，体内能量代谢产生的热，通过体液传到皮肤，再经蒸发或出汗来调节体温，保持体温的恒定；④润滑组织和关节。不摄入水，生命只能维持数日，有水摄入而不摄入食物时生命可维持数周，可见水对维持生命至关重要。

（二）饮水不足或过多的危害

饮水不足或丢失水过多，均可引起体内失水。在正常的生理条件下，人体通过尿液、粪便、呼吸和皮肤等途径丢失水。这些丢失的水量为必需丢失量，通过足量饮水即能补偿。还有一种是病理性水丢失，例如腹泻、呕吐、胃部引流和瘘管流出等，这些水的丢失如果严重就需要通过临床补液来处理。随着水的不足，会出现一些症状。当失水达到体重2%时，会感到口渴，出现尿少；失水达到体重的10%时，会出现烦躁、全身无力、体温升高、血压下降、皮肤失去弹性；失水超过体重的20%时，会引起死亡。

水摄入量超过肾脏排出能力时，可引起体内水过多或引起水中毒。这种情况多见于疾病状况，如肾脏病、肝病、充血性心力衰竭等。正常人极少见水中毒。

（三）建议的饮水量

人体对水的需要量主要受年龄、身体活动、环境温度等因素的影响，故其变化很大。人体补充水分的最好方式是饮用白开水。在温和气候条件下，成年男性每日最少饮用1700ml（约8.5杯）水，女性最少饮用1500ml（约7.5杯）水。白开水是最符合人体需要的饮用水，具有很多优点：①自来水煮沸后，既洁净、无细菌，又能使过高硬度的水质得到改善，还能保持原水中某些矿物质不受损失。②制取简单，经济实惠。因而白开水是满足人体健康最经济实用的首选饮用水。

最好的饮水方式是少量多次，每次 1 杯（200ml），不鼓励一次大量饮水，尤其是在进餐前，大量饮水会冲淡胃液，影响食物的消化、吸收。除了早、晚各 1

杯水外，在三餐前后可以饮用 1~2 杯水，分多次喝完；也可以饮用较淡的茶水替代一部分白开水。此外，在炎热的夏天，饮水量也需要相应地增加。水应少量多次，切莫感到口渴时再喝水。

在高温环境下劳动或运动者大量出汗是机体丢失水和电解质的主要原因。对身体活动水平较高的人来说出汗量是失水量中变化最大的。根据个人的体力负荷和热应激状态，他们每日的水需要量可从 2L 到 16L 不等，因此，身体活动水平较高和（或）暴露于特殊环境下的个体，其水需要量应给予特别考虑。在一般环境温度下，运动员、农民、军人、矿工、建筑工人、消防队员等身体活动水平较高的人群，在日常工作中有大量的体力活动，都会经出汗而增加水的丢失，要注意额外补充水分，同时需要考虑补充淡盐水。

（四）什么是软饮料

1. 软饮料是单纯以补充水分为主的或作稀释剂用的饮料。例如饮用纯净水、天然泉水、苏打水。

2. 软饮料是带有滋味和仅以滋味为主的饮料。如碳酸饮料（汽水）、果汁及蔬菜汁、茶饮料等。碳酸饮料大多数是果味的，非碳酸饮料也是果味的占多数，大多加入少量果汁。茶和咖啡原来不属于软饮料范围，但是出现罐装的乌龙茶饮料之后，可以不再用原茶沏开来喝，而是开罐即饮，因此使其渗入了软饮料的范畴，尤其是现在又加入各种果味，已纯属滋味类型的饮料了。

3. 软饮料是带有营养的饮料。这里指的营养是指热能、蛋白质、无机盐、维生素等，包括有高热能饮料、低热能饮料、乳性饮料、矿物盐饮料、维生素饮料。低热能饮料现在非常流行于糖尿病患者及担心发胖的人群。牛奶向来不列入软饮料范围，但很多含牛奶的饮料被人们认为是营养品，因为含蛋白质的量较低，所以也被列入软饮料。

（五）怎么区分自来水、纯净水、饮用矿物质水、矿泉水

自来水是直接取自天然水源（地表水、地下水），经过一系列处理工艺净化消毒后再输入到各用户，是目前国内最普遍的生活饮用水。

纯净水一般以城市自来水为水源，把有害物质过滤的同时，也去除了铁、钙、锌、镁、钾等人体所需的矿物质元素。

饮用矿物质水是通过人工添加矿物质来改善水的矿物质含量。这样的水虽然增加了纯净水中部分矿物质元素的含量，但是添加的矿物质被人体吸收、利用的情况以及对人体健康的作用如何还需要进一步研究。

矿泉水是指从地下深处自然涌出或人工开采所得到的未受污染的天然地下水经过过滤、灭菌罐装而成。矿泉水含有一定的矿物盐，其中的矿化物多呈离子状态，容易被人体吸收。

（六）饮料多种多样，需要合理选择

乳饮料和纯果汁饮料含有一定量的营养素和有益膳食成分，适量饮用可以作为膳食的补充。有些饮料添加了一定的矿物质和维生素，适合热天户外活动和运动后饮用。有些饮料只含糖和香精香料，营养价值不高。多数饮料都含有一定量的糖，大量饮用特别是含糖量高的饮料，会在不经意间摄入过多能量，造成体内能量过剩。另外，饮后如不及时漱口刷牙，残留在口腔内的糖会在细菌作用下产生酸性物质，损害牙齿健康。有些人尤其是儿童、青少年每天喝大量含糖的饮料代替喝水，是一种不健康的习惯，应当改正。

（七）不宜饮用生水、蒸锅水

生水是指未经消毒过滤处理过的水，如河水、溪水、井水、库水等，这些水体中都不同程度地含有各种各样对人体有害的微生物及人畜共患的寄生虫，直接饮用可能会引发急性胃肠炎、伤寒及寄生虫感染等疾病。

蒸锅水即蒸饭、蒸馒头的剩锅水，特别是经过多次反复使用的蒸锅水，其中原有的重金属和亚硝酸盐会浓缩，而含量增高。重金属摄入过多可造成相应危害；亚硝酸盐能使血液中正常携氧的低铁血红蛋白氧化成高血红蛋白，而失去携氧能力。此外，摄入的亚硝酸盐进入胃中，在胃酸作用下与蛋白质分解的产物——二级胺反应生成的亚硝胺是一种致癌物质。

（八）饮茶与健康

中国是茶的故乡，是世界茶文化的发源地。饮茶在我国有着悠久的历史。茶具有兴奋神经、解除疲劳、消食解腻、增加食欲、降暑止渴、调节体温等多方面作用，可以在餐前或餐后饮用。但进餐时饮茶会影响很多常量元素（如钙等）和微量元素（如铁、锌等）的吸收。应特别注意的是，在喝牛奶或其他奶制品时不要同时饮茶。茶叶中的茶碱和单宁酸会和奶制品中的钙元素结合形成不溶解于水的钙盐，并排出体外，使奶制品的营养价值大大降低。

饮茶以适量为佳，清淡为好，不宜过量饮用过浓的茶，不宜饮用隔夜茶。茶中含有咖啡因，会造成体内钙质流失，同时对神经的刺激大，影响睡眠。这在饮用隔夜茶和浓茶时尤其明显。女性和孕妇应该尽量少饮用浓茶。一般空腹和睡前不应饮浓茶。空腹饮茶会冲淡胃液，降低消化功能，影响食欲或消化、吸收。睡前喝茶易使人兴奋，难以入睡。

第六节　杜绝浪费，兴新食尚

我国人口众多，食物浪费问题比较突出，食源性疾病状况也时有发生。减少

食物浪费、注重饮食卫生、兴饮食新风对我国社会可持续发展、保障公众健康、促进家庭亲情具有重要意义。

关键推荐

◇珍惜食物，按需备餐，提倡分餐不浪费。

◇选择新鲜卫生的食物和适宜的烹调方式。

◇食物制备生熟分开，熟食二次加热要热透。

◇学会阅读食品标签，合理选择食品。

◇多回家吃饭，享受食物和亲情。

◇传承优良文化，兴饮食文明新风。

一、怎样选到新鲜健康的食材

（一）购买粮豆类要注意的问题

1. 真菌和真菌毒素污染

受到真菌污染的粮豆会发生霉变，不仅使食材的感官性状改变，降低和失去其营养价值，而且还可能产生相应的真菌毒素，对人体健康造成危害。

应对：不同品种的粮豆都具有固有的色泽及气味，有异味时应慎食，霉变的不能食用。豆制品含水量高，营养成分丰富，若有微生物污染，极易繁殖引起腐败变质。而新鲜的豆腐块形整齐、软硬适宜、质地细嫩、有弹性，但是随着鲜度下降，颜色开始发暗，质地溃散，并有黄色液体析出，产品发黏，变酸并产生异味。

2. 辨别粮食掺伪

（1）为了掩盖霉变，在大米中掺入霉变米、陈米，然后用矿物油"抛光"，使陈米焕发"青春"；或者将陈小米洗后染色冒充新小米。值得注意的是，用于工业产品的白蜡油和矿物油，根本不能用于食品，一旦食用，轻则影响人的消化系统和神经系统的健康，重则危及人的生命。

应对：掺矿物油的"毒大米"可以用少量热水浸泡，手捻之有油腻感，严重者水面可浮有油斑；另外，煮食这类粮食有苦辣味或霉味。

（2）为了增白而掺入有毒物质，如在米粉和粉丝中加入有毒的荧光增白剂；在面粉中掺入滑石粉、太白粉、石膏；在面制品中掺入禁用的吊白块等。

应对：①看色泽：未用增白剂加工的面粉及其制品呈雪白或惨白色；②闻气味：未用增白剂加工的面粉有一种面粉固有的清香气味，而用增白剂加工过的面粉淡而无味，或带有少许化学药品味。

（3）以次充好，如在粮食中掺入砂石；糯米中掺入大米；藕粉中掺入薯干、淀粉等。还有的从面粉中抽出面筋后，其剩余部分还冒充面粉或混入好面粉中出售。

应对：经过"易容改装"流入市场的低档变质大米还有一个特点，就是通常外包装上都不会写明厂址及生产日期，价格也会比正常大米低一些，消费者在选购时要注意。

（二）购买蔬菜水果类要注意的问题

1. 微生物和寄生虫卵污染

国内外每年都有许多因生吃蔬菜而引起肠道传染病和肠寄生虫病的报道。蔬菜、水果在栽培、收获、运输和销售过程中若卫生管理不当，就会被肠道致病菌和寄生虫卵所污染，一般表皮破损严重的水果大肠埃希菌检出率高。所以，水果与肠道传染病的传播也有密切关系。

应对：清洗、消毒为了安全食用蔬菜，既要杀灭肠道致病菌和寄生虫卵，又要防治营养素的流失，最好的方法是先在流水中清洗，然后在沸水中进行极短时间的热烫。食用水果前也应彻底洗净，最好用沸水烫或消毒水浸泡后削皮再吃。为了防止二次污染，严禁将水果削皮切开出售。

2. 腐败变质与亚硝酸盐含量

蔬菜和水果因为含有大量的水分、组织脆弱等，当贮藏条件稍有不适，极易腐败变质。蔬菜和水果的腐败变质，除了本身酵解的酶起作用外，主要与微生物大量的生长繁殖有关。正常生长情况下，蔬菜和水果中硝酸盐与亚硝酸盐的含量是很少的，但在生长时碰到干旱，收获后不恰当的环境存放或腌制方式等，都会使硝酸盐与亚硝酸盐的含量有所增加。

应对：为了避免腐败和亚硝酸盐含量过多，新鲜的蔬菜和水果最好不要长期保藏，采收后及时食用不但营养价值高，而且新鲜、适口。如果一定要贮藏的话，应剔除有外伤的蔬菜和水果并保持其外形完整，以小包装形式进行低温保藏。

（三）购买畜禽肉类要注意的问题

1. 如何买到新鲜健康的肉 肉类在加工和保藏过程中，如果卫生管理不当，往往会发生腐败变质。到底如何才能买到新鲜健康的肉类呢？详见表3-7。

表3-7 新鲜肉、次鲜肉与变质肉的区别

项目	新鲜肉	次鲜肉	变质肉（不能食用）
色泽	肌肉有光泽，红色均匀，脂肪洁白	肉色稍暗，脂肪缺乏光泽	肌肉无泽，脂肪灰绿色
黏度	外表微干或微湿润，不粘手	外表干燥或粘手，新切面湿润	外表极度干燥，新切面发黏
弹性	指压后的凹陷立即恢复	指压后的凹陷恢复慢或不能完全恢复	指压后的凹陷不能恢复，留有明显痕迹
气味	具有新鲜肉的正常气味	有氨味或酸味	有臭味
肉汤	透明澄清，脂肪团聚于表面，有香味	稍有浑浊，脂肪呈小滴浮于表面，无鲜味	浑浊，有黄色絮状物，脂肪极少浮于表面，有臭味

2. 复冻肉是什么

复冻肉是指已经解冻的肉二次冷冻或多次反复冷冻的肉。解冻肉再冻会使肉的品质大大降低，应特别注意此类肉，尽量避免食用。即使是没有变质的再冻肉，由于上述原因其外观质量和内在品质都较差。一般冻结状态时，颜色灰暗而无光，脂肪灰白；解冻后肉呈淡褐色，肉汁流失，组织松弛。

3. 注水肉有什么特征

注水肉由于强行注水破坏了肌肉组织本来的结构，加上注水水质不卫生等原因，易导致肉质腐败变质，从而严重影响肉的质量。

注水后的肌肉湿润，肌肉表面有水淋淋的亮光，血管周围呈现半透明状的红色胶样浸湿，肌肉间结缔组织呈半透明胶状，肌肉缺乏光泽，若是冻结后的肉，切面能见到大小不等的冰晶。

注水后的肉破坏了肌纤维强力，失去了弹性，用手指按下的凹陷很难恢复，手触无黏性。

注水肉用刀切开时，有水顺刀流出，冻肉有冰晶残留，严重时肌纤维间被冻结胀裂，营养流失。

4. 如何鉴别有淋巴结的病死猪肉

病死猪肉的淋巴结是肿大的，其脂肪为浅玫瑰色或红色，肌肉为墨红色，肉切面上的血管可挤出暗红色的淤血。而质量合格的猪肉的淋巴结大小正常，肉切面呈鲜灰色或淡黄色。

（四）购买水产品的主要卫生问题

活鱼的肉一般是无菌的，但鱼的体表、鳃及肠道中均含有一定量的细菌。当鱼体开始腐败时，体表层的黏液蛋白被细菌酶分解，呈现浑浊并有臭味；表皮结缔组织被分解，会致使鱼鳞易于脱落；眼球周围组织被分解，会使眼球下陷、浑浊无光；鳃部则在细菌的作用下由鲜红变成暗褐色并带有臭味；肠内细菌大量繁殖产气，使腹部膨胀，肛门膨出；最后可导致肌肉与鱼骨脱离，发生严重的腐败变质。

应对：到底如何才能买到卫生新鲜的鱼类呢？

（1）看鱼眼：新鲜鱼的眼澄清而透明，并很完整，向外稍有凸出，周围无充血及发红现象；不新鲜鱼的眼睛多少有点塌陷，色泽灰暗，有时由于内部溢血而发红；腐败的鱼眼球破裂，有的眼瞎瘪。

（2）看鱼鳃：新鲜鱼的鳃颜色鲜红或粉红，鳃盖紧闭，黏液较少呈透明状，无异味；若鳃的颜色呈灰色或褐色，为不新鲜鱼；如鳃颜色呈灰白色，有黏液污物，则为腐败的鱼。

（3）看鱼表：新鲜鱼表皮上黏液较少，体表清洁；鱼鳞紧密、完整而有光亮；用手指压一下松开，凹陷随即复平；肛门周围呈一圆坑形，硬实发白，肚腹不膨胀。新鲜度较低的鱼，黏液量增多，透明度下降，鱼背较软，苍白色，用手压凹陷处不能立即复平，失去弹性；鱼鳞松弛，层次不明显且有脱片，没有光泽；肛门也较突出，同时肠内充满因细菌活动而产生的气体并使肚腹膨胀，有臭味。

（五）购买蛋类要注意的问题

微生物可通过不健康的母禽及附着在蛋壳上而污染禽蛋。患病母禽生殖器的杀菌能力减弱，当吃了含有病菌的饲料后，病原菌可通过血液循环侵入卵巢，在蛋黄形成过程中造成污染。常见的致病菌是沙门菌，如鸡白痢沙门菌、鸡伤寒沙门菌等。鸡、鸭、鹅都易受到病菌感染，特别是鸭、鹅等水禽的感染率更高。一般不允许用水禽蛋作为糕点原料。水禽蛋必须煮沸 10 分钟以上方可食用。

应对：新鲜的蛋类蛋壳清洁、完整，在灯光下透视时，整个蛋呈橘黄色至橙红色，蛋黄不见或略见阴影。打开后蛋黄凸起、完整、有韧性，蛋白澄清、透明、稀稠分明，无异味。

1. 不买贴壳蛋、散黄蛋、浑汤蛋、黑斑蛋

微生物的污染可使禽蛋发生变质、腐败。新鲜蛋清中含有溶菌酶，有抑菌作用，一旦作用丧失，腐败菌在适宜的条件下迅速繁殖。蛋白质在细菌蛋白水解酶的作用下，逐渐被分解，使蛋黄系带松弛和断裂，导致蛋黄移位，如果蛋黄贴在壳上称为"贴壳蛋"；随后蛋黄膜分解，使蛋黄散开，形成"散黄蛋"；如果条件继续恶化，则蛋清和蛋黄混为一体，称为"浑汤蛋"。这类变质、腐败蛋若进一步被细菌分解，蛋白质则变为蛋白胨、氨基酸、胺类和羧酸类等，某些氨基酸则分解形成硫化氢、氨和胺类化合物以及粪臭素等产物，而使禽蛋出现恶臭味。禽蛋受到真菌污染后，真菌在蛋壳内壁和蛋膜上生长繁殖，形成肉眼可见的大小不同暗色斑点，称为"黑斑蛋"。

2. 不买异味蛋

如果在收购、运输、储存过程中与农药、化肥、煤油等化学物品以及蒜、葱、鱼、香烟等有异味或腐烂变质的动植物放在一起，就会使鲜蛋产生异味，影响食用。

3. 不买血筋蛋、血环蛋

受精的禽蛋在 25～28℃ 条件下开始发育，在 35℃ 时胚胎发育较快。最初在胚胎周围产生鲜红的小血圈形成血圈蛋，以后逐步发育成血筋蛋、血环蛋，若鸡胚已形成则成为孵化蛋，若在发育过程中鸡胚死亡则形成死胚蛋。胚胎一经发育，则蛋的品质就会显著下降。

（六）购买奶类要注意的问题

1. 如何识别消毒新鲜牛奶质量的优劣

质量好的新鲜牛奶色泽呈乳白色或稍带微黄色；具有消毒牛奶固有的纯香味，无其他任何外来滋味和气味。组织形态是呈均匀的流体，无沉淀，无凝块，无机械杂质，无黏稠和浓厚现象。

质量次的鲜乳色泽稍差或灰暗。牛奶的固有香味淡，稍有异味。组织形态呈均匀的流体，无凝块，略带有颗粒状沉淀，脂肪含量低、相对密度不正常。

不新鲜乳呈白色凝块或呈黄绿色。有异味，如酸败味、腥味等。其胶体溶液不均匀，上层呈水样，下层呈蛋白沉淀，煮沸呈微细颗粒或小絮片状。

2. 如何鉴别生鲜牛奶

生鲜牛奶充分摇匀后，取少量乳口尝，再将乳加热后嗅其气味。具有新鲜牛奶固有的香味，无其他异味。取洁净玻璃皿，倒入少许牛奶，然后将其倾斜，在牛奶向下流动时，检查乳中有无异物杂质及细小蛋白质变性而凝固的颗粒。牛奶呈均匀的胶态流体，无沉淀，无凝块，无杂质和异物等。将少量牛奶倒于白瓷盘中，观察其颜色。质量好的新鲜牛奶色泽呈乳白色或稍带微黄色。

3. 如何识别假乳粉

假乳粉是用白糖、菊花晶、炒面及少量乳粉掺和而成，明显的标记是有结晶，无光泽或呈白色和其他不自然的颜色，奶香味微弱或无奶香味，粉粒粗、不粘牙，甜度大，入口溶解较快，在凉开水中不需搅动就能很快化解，用热开水冲时，溶解速度快，没有天然乳汁特有的香味和滋味。用手捏住袋装乳粉包装来回磨搓，由于掺入白糖、葡萄糖，颗粒较粗，发出"沙沙"声。

变质的乳粉在冲调后往往色泽灰暗，有焦粉状沉淀或大量蛋白质变性凝固颗粒及脂肪上浮，有酸臭味或哈喇味，入口后对口腔黏膜有刺激感。食用这种变质乳会损害健康。

无论是在市场上选购还是家庭储藏，只要乳制品出现上述的异常情况，都应停止食用，必要时还可将异常的乳制品送交有关检验机构进一步鉴定。

二、正确烹饪，安享美味

大家知道，植物可以利用阳光、空气和水通过光合作用来合成自身所需要的营养物质。如果我们人类也具备这种功能那我们的一日三餐就省事了：每天往身上浇点水，晒晒太阳就可以得到各种营养了。

正是由于人类和其他动物一样不能利用光合作用合成自身所需要的营养物质，所以要维持生存和各种生命活动，我们就需要从外界取得营养物质，也就把植物或其他动物作为营养物质的来源。

每一种食物都有自己的营养价值。营养价值是指食物中所含的热能和营养素满足人体需要的程度。食物的营养价值不能以一或两种营养素的含量来决定，而必须看它在膳食整体中对营养平衡的贡献。一种食物，无论其中某些营养素含量如何丰富，也不能代替由多种食品组成的营养平衡的膳食。

各类天然食品的营养价值不同，它们经过不同贮藏、加工、烹调、处理之后营养价值也会发生变化。从食品原料生产到进入消费者之口，这个过程如果也有着相对较长的时间间隔，则需要适当的保存条件。有些食物中存在一些天然抗营养素因素或有毒物质，对食物的营养价值和人体健康产生不良影响，应当通过适当的加工烹调使之破坏。比如煮沸豆浆就可以破坏豆子中的胰蛋白酶抑制剂，利于人体吸收。所以合理烹调不仅可以提高食物的消化、吸收率，还可以杀灭大部分致病微生物和寄生虫卵。加工和烹调可以改善和丰富食物的天然风味，使食物具有诱人食欲的美味，从而满足人们的心理需求。对食物的任何处理都会不可避免地影响食品的营养价值。通常人们比较关心的是维生素类的损失，因为它们最不稳定。

常用烹饪方法对营养素有什么影响？号称"烹饪王国"的中国，以其传统的刀工、调味、火候等烹调方法及艺术造型而闻名于世。这样不仅提高了食品的感官品质，增进食欲，更重要的是促进了人体的消化、吸收。然而由于传统的初加工及烹调方法的不当而造成营养素的损失，从而降低了食物的营养价值，却令人担忧。它有待于我们进一步革新。首先是初加工的不当而造成营养素的损失。在日常生活中人们总爱吃精米、精面，把米反复淘洗干净，蔬菜切后才洗，对动物肉也总是用水冲洗干净，以讲究卫生，实际上，这种初加工却造成了大量营养素的损失。其次就是烹调方式了，我们来看看烹调方式对食材的影响。

1. 水煮

煮制品成熟缓慢，需时较长，在水中受热时原料中的蛋白质、碳水化合物会有部分水解，有利于消化。如果目的是为了取汤汁（鸡汤、牛肉汤等），原料最好冷水下锅，否则原料中蛋白质受热变性凝固，肉中的营养素不易溢出到汤汁中，使汤的质量达不到预期效果。如果作为半成品加工，原料要以沸水或热水下锅，使肉表面蛋白质很快凝固，可以保护肉内营养成分少流失。

2. 焯

焯水是指新鲜蔬菜在水中"沸进沸出"的一种烹饪方法，对维生素和无机盐的保存，优于煮而次于炒，可使一些富含草酸和植酸等有机酸的烹饪原料（菠菜、牛皮菜）除去部分有机酸，既能保持口感，又有利于无机盐的吸收。

有的厨师为了保持新鲜蔬菜稳定的绿色，习惯加入一些碱，虽然对绿叶菜的绿色有稳定作用，但对维生素 C、B$_1$、B$_2$ 等营养素有破坏作用，可选用浮油代替食碱。在焯蔬菜时，水中加入适量植物油，使浮油均匀包裹在原料表面，减少原料与空气接触的机会，同样可起到保色和减少水分外溢的作用。

3. 蒸

由于蒸汽温度与沸水温度相近且略高一点，因此对营养素的影响与煮相似，维生素 C、B$_1$ 有少部分被破坏，由于汤汁少且多被利用，故无机盐损失少。

4. 炸

不同的油炸加热温度能使制品形成不同的质感（松、酥、脆或外酥里嫩等）。由于炸时油温高，可能出现蛋白质炸焦而使营养价值降低；脂肪会发生氧化聚合，而使其食品价值降低；碳水化合物可发生焦糖化反应；对无机盐影响不大；维生素 B$_1$、B$_2$ 则几乎全部损失。

5. 炒

炒是一种最常用的烹调方法，利用旺火、热油，快速成菜，广泛用于动物性原料和植物性原料的烹制。对于富含维生素 C 的叶菜类，用旺火快炒方法可使 VC 保存率达 60%～80%。

6. 炖、烧、焖、煨

原料的纤维组织和细胞在长时间加热过程中被破坏，原料由硬变软，有利于消化、吸收。这类方法烹饪的菜肴多带有适量汤汁，且汤鲜味美。

7. 烤

烤分明火烤和烤炉烤，烤的食物香味好。在烤制过程中，动物性原料的脂肪损失较多，B 族维生素破坏严重。

为了保留更多的营养物质，在处理不同的食材时应该选择损失营养素最小的方式，这样才能使烹调出来的食物美味又健康。

三、怎样确保食品安全

民以食为天，食以安为先。目前无论是发展中国家还是发达国家，食源性疾病仍然是食品安全的最大问题。世界卫生组织认为，凡是通过摄食进入人体的各种致病因子引起的，通常具有感染性的或中毒性的一类疾病都称之为食源性疾病。据世界卫生组织估计，全球每年发生食源性疾病数十亿人，每年有 180 万人死于腹泻性疾病，其中大部分病例可归因于被污染的食物或饮用水。食源性疾病的问题在发展中国家更为严重。食源性疾病不仅会带来沉重的疾病负担，还可造成巨大的经济负担。《中国居民膳食指南（2016）》推荐的"食物制备生熟分开、熟食二次加热要热透"是防范很多种食源性疾病的最简单的方法。下面为大家介绍一些常见的食源性疾病及其预防措施。

（一）细菌导致的食源性疾病

1. 沙门菌

（1）原因：以动物性食品为多见。主要由肉类，如病死牲畜肉、冷荤、熟肉等引起，也可由鱼、禽、奶、蛋类食品引起。全年都可发生，但多以夏季为主，主要是由加工食品用具、容器或食品存储藏所生熟不分、交叉污染，食前未加热处理或加热不彻底引起。

（2）表现：初期表现为头痛、恶心、食欲不振，以后出现呕吐、腹泻、腹痛、发热，重者可引起痉挛、脱水、休克等。腹泻一日数次至十余次，或数十次不等，主要为水样便，少数带有黏液或血。

（3）预防措施：①防止污染：不食用病死牲畜肉，加工冷荤、熟肉一定要生熟分开。要采取积极措施控制感染沙门氏菌的病畜肉类流入市场。②高温杀灭：如烹调时肉块不宜过大，禽蛋煮沸 8 分钟以上等。③控制繁殖：沙门氏菌繁殖的最适温度为 37℃，但在 20℃ 以上即能大量繁殖，因此低温储存食品是一项重要预防措施。冷藏食品如果控制在 5℃ 以下，并做到避光、断氧，则效果更佳。

2. 葡萄球菌

（1）原因：主要见于乳及乳制品、蛋及蛋制品、各类熟肉制品，其次为含有乳制品的冷冻食品，个别见于含淀粉类食品。多发生在夏、秋季节，其他季节亦可发生。主要是由被葡萄球菌污染后的食品在较高温度下保存时间过长引起，如在 25～30℃ 环境中放置 5～10 小时，就能产生足以引起食物中毒的葡萄球菌肠毒素。

（2）表现：典型的胃肠道症状，表现为恶心、剧烈而频繁地呕吐（严重者可呈喷射状，呕吐物中常有胆汁、黏液和血）、腹痛、腹泻（水样便）等。

（3）预防措施：食物应冷藏或置阴凉通风的地方，如剩饭在常温下存放应置阴凉通风的地方，其放置时间亦不应超过 6 小时，在气温较高的夏、秋季节，食前还应彻底加热。

3. 肉毒梭菌

（1）原因：主要见于家庭自制的豆类制品（发酵豆、面酱、臭豆腐），其次为肉类和罐头食品。四季均可发生中毒，多发生在冬、春季节。主要是因为污染了肉毒毒素的食品在食用前未进行彻底的加热处理。

（2）表现：运动神经麻痹症状，如头晕、无力、视物模糊、眼睑下垂、复视、咀嚼无力、步态不稳、张口和伸舌困难、咽喉阻塞感、呛咳、吞咽困难、呼吸困难、头颈无力、垂头等。

（3）预防措施：①停止食用可疑中毒食品。②自制发酵酱类时，原料应清洁新鲜，腌前必须充分冷却，盐量要达到 14% 以上，并提高发酵温度。要经常日晒，充分搅拌，使氧气供应充足。③不吃生酱。④肉毒梭菌不耐热，加热 80℃ 经 30 分钟或 100℃ 经 10～20 分钟，可使各型毒素被破坏，所以对可疑食品进行彻底加热是破坏毒素、预防肉毒梭菌毒素中毒的可靠措施。

4. 副溶血弧菌

（1）原因：主要见于海产品，其次为咸菜、熟肉类、禽肉、禽蛋类，约半数为腌制品。多发生在 6～9 月份高温季节海产品大量上市时。主要是因为烹调时未烧熟、煮透或熟制品污染后未再彻底加热。

（2）表现：发病急，主要症状为恶心、呕吐、腹泻、腹痛、发热，尚有头痛、多汗、口渴等症状。呕吐、腹泻严重，腹泻多为水样便，重者为黏液便和黏血便，失水过多者可引起虚脱并伴有血压下降。

（3）预防措施：①停止食用可疑中毒食品。②加工海产品，如鱼、虾、蟹、贝类一定要烧熟煮透。蒸煮时间需加热 100℃ 30 分钟。海产品用盐渍也可有效地杀死细菌。③烹调或调制海产品生冷拼盘时可加适量食醋。④加工过程中生熟用具要分开，宜在低温下储藏。对烹调后的鱼虾和肉类等熟食品，应放在 10℃ 以下存放，存放时间最好不超过两天。

5. 大肠埃希菌

（1）原因：常见食品和饮品是肉及肉制品、汉堡包、生牛奶、奶制品、蔬菜、鲜榨果汁、饮水等，传播途径以通过污染食物经口感染较为多见，直接传播较罕见。中毒多发生在夏、秋季，尤以 6～9 月更多见。人类对此菌普遍易感，其中小儿和老人更易感。

（2）表现：主要为突发性的腹部痉挛，有时为类似于阑尾炎的疼痛。有些患者仅为轻度腹泻，有些有水样便，继而转为血性腹泻，腹泻次数有时可达每天十余次，低热或不发热；许多患者同时有呼吸道症状，死亡率较高。

（3）预防措施：①停止食用可疑中毒食品。②不吃生的或加热不彻底的牛奶、肉等动物性食品。不吃不干净的水果、蔬菜。剩余饭菜食用前要彻底加热。防止食品生熟交叉污染。③养成良好的个人卫生习惯，饭前便后洗手。避免与患者密切接触，在接触时特别注意个人卫生。

（二）有毒动植物导致的食源性疾病

1. 河豚鱼

俗话说"冒死吃河豚"，河豚有毒是众所周知的。河豚鱼的有毒成分为河豚毒素，是一种神经毒。河豚鱼的卵巢和肝脏毒性最强，其次为肾脏、血液、眼睛、鳃和皮肤。鱼死后较久时，内脏毒素可渗入肌肉，使本来无毒的肌肉也含毒。

（1）中毒表现：感觉手指、口唇、舌尖麻木或有刺痛感，然后出现恶心、呕吐、腹痛、腹泻等胃肠道症状，并有四肢无力、口唇、舌尖及肢端麻痹，进而四肢肌肉麻痹，以致身体摇摆、行走困难，甚至全身麻痹成瘫痪状，最后呼吸衰竭而死亡。

（2）预防措施：①捕捞时必须将河豚鱼剔除。②按照《水产品卫生管理办法》，商家严禁出售鲜河豚鱼，不购买鲜河豚鱼。③严禁饭店、酒店自行加工河豚鱼。

2. 鱼类引起的组胺中毒

引起此类中毒的鱼大多是含组胺高的鱼类，主要是海产鱼中的青皮红肉鱼类，如金枪鱼、秋刀鱼、竹荚鱼、沙丁鱼、青鳞鱼、金线鱼、鲐鱼等。当鱼不新鲜或腐败时，鱼体中游离组氨酸经脱羧酶作用产生组胺。当组胺积蓄至一定量时，食后便可引起中毒。

（1）中毒表现：主要症状为脸红、头晕、头痛、心慌、脉速、胸闷和呼吸窘迫等，有的人会出现眼结膜充血、瞳孔散大、视物模糊、脸发胀、唇水肿、口和舌及四肢发麻、恶心、呕吐、腹痛、荨麻疹、全身潮红、血压下降等。发病快、症状轻、恢复迅速，偶有死亡病例报道。

（2）预防措施：①不吃腐败变质的鱼，特别是青皮红肉的鱼类。②选购鲜鱼要特别注意其鲜度，如发现鱼眼变红、色泽不新鲜、鱼体无弹性，则不得食用。选购后应及时烹调，如盐腌，应劈开鱼背并加25%以上的食盐腌制。③食用鲜、咸鱼时，烹调前应去内脏、洗净、切成两寸段，用水浸泡4~6小时，可使组胺量下降44%，烹调时加入适量雪里蕻或红果，组胺可下降65%，不宜油煎或油炸。④有过敏性疾患者，以不吃此类鱼为宜。

4. 含氰苷类植物中毒

很多果实的种子中都含有一种有毒物质——氰苷。这种物质可以导致口内苦涩、头晕、头痛、恶心、呕吐、心慌、脉速、四肢无力，继而出现胸闷、不同程度的呼吸困难，有时呼出气可闻到苦杏仁味，严重者意识不清、呼吸微弱、四肢冰冷、昏迷，常发出尖叫。继之意识丧失，瞳孔散大，对光反射消失，牙关紧闭，全身阵发性痉挛，最后因呼吸麻痹或心跳停止而死亡。空腹、年幼及体弱者中毒症状重，病死率高。常见的食物有：苦杏仁中含有苦杏仁苷，木薯和亚麻籽中含有亚麻苦苷。此外苦桃仁、枇杷仁、李子仁、樱桃仁也都含有毒成分——氰苷。

预防措施：不生吃各种苦味果仁，也不能食用炒过的苦杏仁。若食用果仁，必须用清水充分浸泡，再敞锅蒸煮，使氢氰酸挥发掉。不吃生木薯，食用时必须将木薯去皮，加水浸泡2天，再敞锅蒸煮后食用。

5. 四季豆中毒

四季豆中含有一种叫红细胞凝集素的物质，食用后能引起中毒。

（1）中毒表现：主要为恶心、呕吐、腹痛、腹泻等胃肠炎症状，同时伴有头痛、头晕、出冷汗等神经系统症状。有时出现四肢麻木、胃烧灼感、心慌和背痛等。

（2）预防措施：预防四季豆中毒的方法其实非常简单，就是要把全部四季豆煮熟焖透。当它由硬变软，颜色由鲜绿变为暗绿，吃起来没有豆腥味时，即可食用。还要注意不买和不吃老四季豆。

6. 发芽马铃薯中毒

发芽马铃薯中龙葵碱是其毒性成分，人食入后可引起中毒。

（1）中毒表现：龙葵碱对胃肠道黏膜有较强的刺激作用，对呼吸中枢有麻痹作用，并能引起脑水肿、充血。此外，对红细胞有溶血作用。

（2）预防措施：①龙葵碱遇酸易分解，所以烹调时可加些食醋，加速对龙葵碱的破坏。②不吃生芽过多、黑绿色皮的土豆。③应贮存在低温、无阳光直射的地方，防止生芽。食用前削皮去芽。

7. 鲜黄花菜中毒

鲜黄花菜里含有秋水仙碱，进入人体后被氧化成二秋水碱，这是一种毒性很大的物质。

（1）中毒表现：秋水仙碱能强烈刺激肠胃和呼吸系统。成年人如果一次食用鲜黄花菜 50~100g，就可引起中毒。中毒者一般在 1 小时内出现恶心、呕吐、腹痛、腹泻、头晕、头痛、喉干、口渴等症状，严重者会出现便血、血尿等。

（2）预防措施：买回的黄花菜先用清水浸泡 2 小时，然后再炒熟煮透食之，每次以少吃为好。干黄花菜，已经经过蒸熟晒干，菜中的秋水仙碱受热被破坏，所以食用干黄花菜不会引起中毒。

（三）亚硝酸盐导致的食源性疾病

亚硝酸盐食物中毒是指食用了含硝酸盐及亚硝酸盐的蔬菜或误食亚硝酸盐后引起的一种高铁血红蛋白血症，也称肠源性青紫病。

1. 中毒表现

大量食入蔬菜或未腌透菜类者，症状以发绀为主，皮肤黏膜、口唇、指甲下最明显。除发绀外，还有头痛、头晕、心率加快、恶心、呕吐、腹痛、腹泻、烦躁不安等症状。严重者有心律不齐、昏迷或惊厥，常死于呼吸衰竭。

2. 哪些食物中含有亚硝酸盐

（1）新鲜蔬菜贮存过久，腐烂蔬菜及放置过久的煮熟蔬菜，亚硝酸盐的含量明显增高。

（2）刚腌不久的蔬菜中含有大量亚硝酸盐，尤其是加盐量少于12%、气温高于20℃的情况下，可使菜中亚硝酸盐含量增加，第 7~8 天达高峰，一般于腌后 20 天消失。

（3）苦井水含较多的硝酸盐，当用该水煮粥或食物，再在不洁的锅内放置过夜后，则硝酸盐在细菌作用下可还原成亚硝酸盐。

（4）腌肉制品加入过量硝酸盐及亚硝酸盐。

（5）误将亚硝酸盐当作食盐。

3. 预防措施

（1）保持蔬菜新鲜，禁食腐烂、变质的蔬菜。短时间不要进食大量含硝酸盐较多的蔬菜；勿食大量刚腌的菜，腌菜时盐应稍多，至少待腌制 15 天以上再食用。

（2）妥善保管好亚硝酸盐，防止错把其当成食盐或碱而误食中毒。

（3）不喝苦井水，不用苦井水煮饭、煮粥，尤其勿存放过夜。

四、小标签，大学问

市面上的食品千千万万，如何才能选到适合自己吃的？到底哪一款食品中有你不能或者限制摄入的东西？这些都可以在食品外包装上的一个小小的标签中获得！这就是食品营养标签。

食品营养标签是指标有食品营养成分名称、含量和占营养素参考值（NRV）百分比的规范性表格，强制标示内容包括能量以及蛋白质、脂肪、碳水化合物和钠 4 种核心营养素的含量值及其占营养素参考值（NRV）的百分比。也就是说这款食品中主要含有的物质一定要标明出来，以供大家选择判断。

一份可乐会在它的产品标签上告诉你它含有碳水化合物，如果你能够利用它们的标签的话，就可以明确地看到它所包含的热量。许多人十分爱喝可乐，并且把它当成一种饮料而非正餐，所以往往容易忽略它的热量。其实，如果你仔细查看可乐的产品标签中注明的营养成分，并进行一些简单的计算，结果还是很惊人的：每100ml 可乐含有碳水化合物约为10g，蛋白质和脂肪均为0，一瓶500ml 的可乐含有碳水化合物约为50g，按照每克碳水化合物产生 4kcal 的热量计算，一瓶可乐可以提供热量为200kcal，大约 3 两米饭的热量。这样，每天不知不觉就把多余的热量累积在身上，就可以让你一年后发胖10kg！

许多营养信息都可以从营养标签上方便地获得，只要学会阅读标签的技巧，我们就可以轻松获取制定营养方案所需的信息，进而指导我们选择适合的食品。阅读一种食品的标签时，需要首先掌握一些重要的术语。

1. 营养成分

食品的成分必须按照质量的大小列出来。

食物营养成分列表中，首先列出的应该是所含质量最大的。比如一种乳清蛋白的营养成分表中的前三种是"蛋白质、糖、天然香料",而且蛋白质含量大于75g/100g,这样就明白蛋白质是主要成分了。

2. 一份的量

这是一份该种食物的量。一般标签会列出每100g食物所含的营养,如果你已经吃进50g,那么你就可以根据标签进行简单的换算,从而得知自己摄入了多少营养素。

3. 各种营养素的含量

(1)总脂肪:每100g/每份的脂肪克数,这也有助于我们查看食品中的热量来源是脂肪还是糖、蛋白质。比如,同样是高热量食物,巨无霸汉堡的能量有约37%是来源于脂肪,而能量棒仅有10%左右的能量来源于脂肪。

(2)胆固醇:每100克/每份食物所含的胆固醇克数。

(3)碳水化合物:每100克/每份食物所含的碳水化合物的克数。

(4)蛋白质:每100克/每份食物中所含的蛋白质的克数。

我国全面推行食品营养标签,对指导公众合理选择食品,促进膳食营养平衡,降低慢性非传染性疾病风险具有重要意义。

五、正确认识食品添加剂

1. 什么是食品添加剂

当人类的食品进入工业化生产之后,除了极少数的天然野生食品外,几乎没有什么是不含添加成分的。可以说,食品添加剂已成为现代食品工业生产中不可缺少的物质。食品添加剂是经国家批准生产使用的。一般来说,食品添加剂具有以下三个特征:首先是为加入到食品中的物质,因此它一般不单独作为食品来食用;其次是既包括人工合成的物质,也包括天然物质;最后是加入到食品中的目的是改善食品的品质和色、香、味以及防腐、保鲜和加工工艺的需要!除此以外,食品添加剂还能够调整食物的营养结构,如在面粉里面添加钙粉、维生素等,能使面粉的营养更加全面。

食品添加剂 ≠ 非法添加物。公众谈食品添加剂色变,更多的原因是混淆了非法添加物和食品添加剂的概念,把一些非法添加物的罪名扣到食品添加剂的头上显然是不公平的。一直受到人们谴责的苏丹红、三聚氰胺等都不是食品添加剂,而是非法添加物。这样的非法添加物常见的还有块黄、硼酸、硫氰酸钠、蛋白精、酸性橙等。一般来说,不违规不超量不超范围地使用食品添加剂,食品是安全的。

现代食品工业发展离不开食品添加剂,但是需要严厉打击的是食品中的违法添加行为,迫切需要规范的是食品添加剂的生产和使用问题。例如,摄入过多的膨松剂或防腐剂，轻则会引起流口水、腹泻、心跳加快等症状，重则会对胃、肝、肾造成严重危害。为规范食品添加剂的使用，各国都制定了严格的法律法规。如我国的食品卫生标准就明确规定，山梨酸钾可以作为食品防腐剂，但必须严格控制添加比例，它的许可添加量为0.5%以内。

2. 正确防范食品添加剂的危害

（1）在超市买东西务必养成翻过来看"背面"的习惯，尽量买含添加剂少的食品。

（2）选择加工度低的食品。买食品的时候，要尽量选择加工度低的食品。加工度越高，添加剂也就越多。

（3）"知道"了以后再吃。希望大家在知道了食品中含有什么样的添加剂之后再吃。

（4）不要直奔便宜货——便宜是有原因的，在价格战的背后，有食品加工业者在暗中活动。

（5）具有"简单的怀疑"精神。"为什么这种明太鱼籽的颜色这么漂亮？""为什么这种汉堡包会这么便宜？"具备了"简单的怀疑"精神，在挑选加工食品的时候，真相自然而然就会出现。

六、珍惜粮食，从我做起

2013年调查资料显示，我国消费者仅在中等规模以上餐馆的餐饮消费中，每年最少倒掉约2亿人一年的食物或口粮；全国各类学校、单位等集体食堂每年至少倒掉可养活3000万人一年的食物；我国个人和家庭每年可能浪费约5500万吨粮食，相当于1500万人一年的口粮。浪费会增加污染、能源消耗，对经济和社会发展不利。如果没有浪费，国内每年将减少化肥使用量459万吨，节约农业用水量316亿吨。因此珍惜食物、减少浪费将很大程度上有助于缓解国内耕地资源、水资源紧张的问题，还可产生可观的经济效益。

食物不仅承载了营养，也反映了文化传承和生活状态。现代生活节奏改变了传统饮食习惯，在家吃饭本是中国的饮食传统，但目前随着现代化工作、生活节奏的加快，在外就餐的比例大大增加。有些年轻夫妻甚至很少在家做饭或陪父母吃饭。而在外就餐更加容易摄入较多的能量、脂肪、盐等。勤俭节约、在家吃饭、尊老爱幼是中华民族的优良传统，同时也是减少浪费、保证饮食卫生、享受亲情和保障营养的良好措施。珍惜食物从每个人做起，日常生活应做到按需购买食物、适量备餐、准备小份量食物、合理利用剩饭菜。上班族午餐应分餐制或简餐。

让我们从现在开始，做到珍惜食物不浪费、饮食卫生不得病，树饮食新风尚、享健康好生活！

总结

从营养学角度来看，一般将食物分为以下五类：第一类谷类及薯类；第二类动物性食物；第三类豆类及其制品；第四类蔬菜水果类；第五类纯热能食物。每类食物为机体提供的营养是不同的。所以在每日膳食中要注意食物的搭配，最好各类食物都有，同时还要注意食材的存储、烹调以及预防有毒、有害物质，在保证食品安全的前提下利用营养标签选择适合自己的食物，这样才有利于营养的均衡。

第四章　老年人膳食指南

第一节　你是老年人吗

生命的周期是一个逐渐变化的过程，人生每个阶段的分界线往往是模糊的。不同群体、不同文化背景对老年人有着不同的定义。

根据世界卫生组织（World Health Organization，简称WHO）建议，发展中国家可将年龄达到60周岁及以上的人定义为老年人，而发达国家可将年龄达到65周岁及以上的人定义为老年人。而我国历来称60为"耳顺之年或花甲之年"，同时由于我国地处亚太地区，这一地区规定60岁以上为老年人。因此，我国现阶段以60周岁为界定老年人的标志。

根据民政部发布的《2015年社会服务发展统计公报》显示，截至2015年底，我国60岁及以上老年人口22200万人，约占总人口16.1%。其中65岁及以上人口14386万人，约占总人口的10.5%。

一般来讲，步入老年，生理上会出现新陈代谢缓慢、生理功能下降等特征，比如牙齿脱落，消化吸收能力下降，心脑器官衰退，听觉以及视觉感官迟钝，肌肉萎缩，身体乏力，头发、眉毛、胡须变得花白，部分老年人会出现老年斑，记忆力减退的情况，还有循环系统、神经系统、内分泌系统、运动系统的变化。这些身体功能的衰退会直接影响老年人群吸收、摄取食物营养的能力，严重的将会导致骨质疏松、营养不良、肌肉衰减、便秘等症状，对健康将会产生不利的影响，同时大大增加了慢性病出现的风险。据了解，近年来，我国老年人口慢性病平均患病率为74.80%，以此推算，目前有1.4亿老人患有至少一种慢性病，而这个数字再过八年将扩大到3亿。由此可见，在老龄化愈加严重的今天，重视老年人的健康，关注老年人的生活，显得格外重要。

"民以食为天"，上述病症的原因是多方面的，但主要的原因往往是膳食结构、生活起居节律不合理。所以根据老年人生理、心理的特点，合理安排老年人的膳食，不仅可以满足老年人身体活动的需要，达到营养均衡，而且还可以吃出健康，吃出长寿，本章将就老年人合理膳食展开讨论。

第二节　老年人膳食宝塔及合理饮食

一、膳食宝塔

原国家卫生和计划生育委员会新闻办公室对外正式公布的《中国居民膳食指南（2016）》中提出了六条膳食指导意见："食物多样，谷类为主；吃动平衡，健康体重；多吃蔬果、奶类、大豆；适量吃鱼、禽、蛋、瘦肉；少盐少油，控糖限酒；杜绝浪费，兴新食尚。"而针对老年人，又增加了四条："少量多餐细软，预防营养缺乏；主动足量饮水，积极户外活动；延缓肌肉衰减，维持适宜体重；摄入充足食物，鼓励陪伴进餐。"

科学安排，合理膳食是老年人健康长寿的基础。古训有云"五谷为养、五果为助、五菜为充、五畜为益，气味合而服之，补精益气。"对于正常体质，没有其他问题需要注意的老年人来说，保证各种营养素的基本平衡即可，不需要特别的食补、药补。

人体所需要的营养素有 40 余种，概括起来就是广为人知的蛋白质、脂肪、碳水化合物、维生素、矿物质、水和膳食纤维等。

根据中国营养学会老年营养分会在 2010 年修订的"中国老年人平衡膳食宝塔"，我们把膳食宝塔分成 5 层。其中，底层是谷类食物，老年人平均每人每天应摄取 200～350g，粗粮∶细粮∶薯类 =1∶2∶1；水果和蔬菜位于第二层，每天应摄入 200～400g 水果以及 400～500g 的蔬菜；鱼、禽、肉、蛋类等动物性食物位于第三层，每天应摄入 150g；奶类和豆类食物位于第四层，每人每天应摄入 300g 的奶制品以及坚果大豆 30～50g；第五层，也就是塔顶层是烹调用油和食盐，每天摄入烹调用油 20～25g，食盐不超过 5g。

膳食宝塔特别强调，老年人每日应至少喝 1200ml 水，这是因为老年人对于水分的摄取比年轻人更加重要。老年人可以从多方面来补充水分，其中包括纯净水、淡茶水、水果、瓜类、豆浆、牛奶以及稀饭、菜汤等。要多运动，饮水宜少量多次，不要等口渴的时候再喝水，口渴就表明身体已经开始缺水了。

膳食宝塔没有建议糖的摄入量，这是由于老年人的胰岛素分泌减少，血糖的调节能力下降，发生高血糖和糖尿病的风险提升，因此应少食用糖类，对于含有糖分较高的食物也应少食用。文学大师梁实秋就有个关于糖尿病的小故事：有一天，刘墉跟他同桌用餐。冷盘端上来，梁先生说他有糖尿病，不能吃带甜味的熏鱼。冰糖肘子端上来，他又说不能碰，因为里面放了冰糖；什锦炒饭端上来，他还是说不能吃，因为淀粉会转化成糖。最后，端上八宝饭，刘墉猜他一定不会碰了，没想到梁先生居然大笑道："这个我要。"朋友提醒他："这个有糖又有饭。"梁大师则笑说他早知道，就因为早知道有自己最爱吃的八宝饭，所以前面特别节制。"我前面不吃，是为了后面吃啊；因为我血糖高，得忌口，所以必须计划着，把那'配额'留给最爱。"老年人也应该学习借鉴梁大师这种"节制"的精神，为了健康的身体，减少对糖分的摄取。而对于糖尿病患者来说，更为重要。

人们中普遍流行着一句话"有钱难买老来瘦"，这句话形容人到老年身体瘦一些是表示健康，认为少吃长寿。但其实对于老年人来讲，未必完全合适，那样很容易影响主要营养素的摄取，易导致营养不良。这些饮食误区我们会在下一章展开说明。

据有关调查统计，目前我国老年人的食物摄取量实际上是低于专家建议的日常摄取量的，其中较为明显的就是水果、蔬菜、奶类以及大豆制品的摄取量，农村老年人表现得更加明显；而水产、禽肉以及蛋类的摄取量也没有达到推荐量的下限或者是仅仅高于下限；但是，对于居于膳食宝塔顶层的烹调用油和食盐的摄取，是高于建议的摄入量的。

第一层：谷类

谷类在中国可以分为禾谷类（包括稻类、麦类等）、杂豆类以及薯类。现实生活中，人们食用的大米、小米、糯米、燕麦、荞麦、面粉、玉米、高粱、红薯、马铃薯、大豆以外的豆类都属于谷类。按照人们的习惯，大米和面粉属于细粮，其他的谷类统称为粗粮或者杂粮。谷类食物中主要含有淀粉，占70%～80%，经人体消化后可转化为葡萄糖，葡萄糖是人体的主要能源；并且人体消化、吸收谷类的速度是缓慢、稳定的，这意味着即使有葡萄糖的摄取，血糖也不会突然升高。

谷类蛋白质含量为7.5%～15%，虽然蛋白质含量不高，但由于谷类在食物总量所占比例很高，所以谷类是蛋白质的重要来源之一。如果每人每天食用300～500g谷类食物，就可以得到35～50g蛋白质，相当于一个正常成人每日蛋白质需求量的一半以上。

另外，粗粮中含有丰富的B族维生素（包括维生素B_1、B_2、B_6等）和矿物质，较多的膳食纤维及纤维素，可刺激胃肠功能，增加肠道的蠕动，加快肠内容物的通过速度，清理肠道废物，防止减少肠道疾病、便秘，有利于控制体重、防止肥胖。另外，粗粮中丰富的可溶性纤维，可以减少肠道中胆固醇的吸收，促进胆汁的代谢，也有降低心血管疾病的作用。

建议老年人每天最好能食用谷薯类及杂豆类200～350g，其中粗粮50～100g，薯类50～100g。

第二层：水果、蔬菜

水果、蔬菜是一类能量较低的食物，能够提供丰富的维生素、矿物质、水分、膳食纤维，其中的抗氧化营养素是预防老年人慢性疾病的重要因素，有助于预防老年人高血压、冠心病、肥胖、糖尿病、白内障等慢性疾病。

水果分为浆果类（如：草莓、桑葚、蔓越莓、蓝莓等）、柑橘类（如：橘子、金桔、柠檬、柚子等）、核果类（如：樱桃、桃子、李子、枣、荔枝等）、仁果类（如：苹果、梨、柿子、枇杷等）、瓜类（如：西瓜、甜瓜等）等。其中，柑橘类是所有水果种类中维生素 C 含量最为丰富的。

蔬菜按食用部位分为根菜类（如萝卜、根用芥菜、豆薯、甘薯等）、茎菜类（如莴笋、香椿、马铃薯、莲藕、姜等）、叶菜类（如小白菜、大白菜、大葱、韭菜、洋葱、大蒜等）、花菜类（如花椰菜、紫菜薹、芥蓝等）、果菜类（如南瓜、番茄、豇豆、甜玉米、秋葵等）。深色蔬菜是指颜色深的蔬菜，例如深绿色、深红色、橘红色等，一般来说，深色蔬菜所含维生素、矿物质、膳食纤维和植物化学物相对丰富。

老年人每天宜食用水果 200～400g；蔬菜 300～500g，其中深色蔬菜最好占一半。尽量食用新鲜的水果、蔬菜，不要保存时间过长，水果腐烂程度越高，链格孢菌毒素和青霉素等有害物质含量就越高；储藏时间过长的蔬菜中还含有强致癌性的亚硝酸盐，同时也会发生营养素的损失。

针对不同体质的老年人，选择不同的烹调方式。对于牙齿不好的老年人，可将蔬果切碎捣烂，以流体的形式摄入营养成分。

另外，要注意水果和蔬菜的清洗，不能经过简单冲洗就直接食用，应用流动的自来水不断冲洗。要注意不要把水果蒂摘掉，去蒂的水果若放在水中浸泡，残留的农药会随水进入果实内部，造成更严重的污染。另外，也不要用清洁剂浸泡水果，这些物质易残留在果实中，造成二次污染。

第三层：鱼、禽、肉、蛋类

鱼、禽、肉、蛋类属于动物性食品，主要为人体提供所需的蛋白质、脂肪、矿物质、维生素 A 以及 B 族维生素，不同种类的动物性食物之间的营养成分有较大差距，但普遍来讲，蛋白质含量较高。摄入这一类食物时，要注意脂肪、饱和脂肪酸以及胆固醇的含量，摄入过多会增加心血管疾病以及肥胖的风险。中国营养学会推荐每日食用鱼虾类 50～75g，肉类 50～75g，蛋类 25～50g。

水产品包括各种鱼、虾、蟹、贝类和海藻类，其中所含蛋白质含量较高，脂肪含量较低，甲鱼和海鱼所含不饱和脂肪酸较多，海产品尤其是鱿鱼、墨鱼、虾、螃蟹，易导致嘌呤代谢发生紊乱，最后使尿酸升高。老年人应格外注意。

禽肉包括鸡、鸭和鹅等禽类肌肉、内脏及其制品，畜肉包括猪、牛、羊等家畜的肌肉、内脏及制品。畜肉所含脂肪较高，应尽量选择瘦肉进食。另外，动物内脏的胆固醇含量较高，老年人不宜多食。每周可食用 1~2 次动物内脏，每次 50g 左右。

蛋类的营养价值极高，蛋黄虽然含有胆固醇，但是其中的卵磷脂和维生素是老年人不可缺少的营养成分，有利于调节血清脂质，降低胆固醇水平，保护肝脏，也有利于改善记忆力，提高免疫力和肝脏活力，甚至延缓衰老。卵磷脂主要存在于蛋黄中，所以老年人一定要吃蛋黄。有人担心蛋黄含很多胆固醇，但新近的证据表明，包括蛋黄、肉类在内的饮食来源的胆固醇，对血液胆固醇几乎没有影响，无须担心或限制，每天吃 1~2 个鸡蛋（包括蛋黄）不会导致胆固醇异常。推荐大多数老年人每天吃一个鸡蛋，胆固醇较高者每周可使用 3~4 个鸡蛋（每日半个）。同时应当注意食用方法，最好吃煮鸡蛋，尽量减少油盐的摄入。不推荐食用或者少食用松花蛋和咸蛋。

第四层：奶类、豆类及其制品

奶类是指鲜奶以及所有的以奶为原料制成的产品的总称，包括了原料奶、巴士消毒奶、超高温灭菌奶，以及酸奶、奶粉、奶酪、炼乳、黄油、冰激凌等产品。

豆类制品是以大豆、小豆、绿豆、豌豆、蚕豆等豆类为原料加工制成的食品，例如人们生活中常见的豆腐、百叶、腐竹、豆浆、素鸡、素火腿等都是属于豆类制品。

奶类和豆类含有丰富的优质蛋白质和维生素，老年人体内以分解代谢为主，蛋白质合成能力较低，对于蛋白质的利用效率也大大下降，需要较丰富的蛋白质来补充自身组织蛋白的需要，此时蛋白质的质量比数量更加重要。

奶类和豆类制品也有预防骨质疏松的功能。在骨骼中，人们熟知的钙元素是以无机盐的形式存在的，而奶类、豆类制品含有丰富的钙元素以及一定量的维生素 D，二者结合可以有效预防并改善骨质疏松的症状。

奶类及豆类制品因为含有的热量、脂肪较低，摄入后会产生饱腹感但其实并未吸收很多热量，有利于控制体重。豆类产品几乎不含胆固醇，却含有丰富的磷脂和豆固醇，有助于降低血清胆固醇。大豆软磷脂有促进肝脏脂肪代谢，防止脂肪肝形成的作用。以豆类产品提供的蛋白质的量来对比，40g 干大豆相当于 80g 豆腐干、120g 北豆腐、240g 南豆腐和 650g 豆浆。而牛奶中的乳清蛋白对于促进肌肉的合成、预防老年人功能退化产生的肌肉衰减也是很有益处的，建议老年人多喝低脂奶及其制品，乳糖不受用的老年人可以考虑饮用低乳糖奶制品或者食用酸奶。

鉴于老年人身体功能退化、牙齿产生脱落等情况，奶类及豆类制品加工后的牛奶、酸奶、豆浆及豆腐等都方便了老年人的食用和消化。

建议每人每天饮用300g鲜牛奶或者相当量的奶制品及30~50g的大豆类制品。豆浆是一种很好的食品，但其含钙量只相当于牛奶的十分之一，所以用豆浆替代牛奶补钙是不妥当的。

同时应当注意患有胃炎、胃溃疡、肾功能衰竭以及结石的患者不宜食用奶类及豆类制品；缺铁性贫血患者不宜饮用牛奶；尿酸高、患有痛风的老年人也不适宜食用豆制品。

第五层：烹调用油和食盐

烹调用油，即食用油，是指制作食品中使用的动物或者植物油脂，常见的食用油多为植物油脂，比如花生油、玉米油、火麻油、橄榄油、葵花籽油、大豆油、芝麻油等等。我国饮食习惯中，也较为偏爱动物油脂中的猪油、牛油等，因为动物类油脂与一般植物油相比，有不可替代的特殊香味，可以增进人们的食欲；特别是与萝卜、粉丝及豆制品相配时，可以获得用其他调料难以达到的美味，制作酥皮类点心时也会用到猪油。

油脂的主要成分是脂肪，一般来说，烹调油的脂肪含量超过99%，也就是说，吃了多少油，就意味着摄入了多少脂肪。至于蛋白质、碳水化合物、膳食纤维之类的其他元素，含量都是微乎其微的。其中也不含钾、钠、钙、镁、铁等矿物质。总的来说，油脂纯一些比较好。如果其中含有其他成分，通常就意味着它容易氧化变质，品质也不尽如人意。

从健康角度考虑的话，饱和脂肪酸含量高的油就不健康（如猪油、牛油、棕榈油等），而不饱和脂肪酸含量高的油就涉及到植物油了，植物油是必需脂肪酸的重要来源。所谓必需脂肪酸，就是人体自身无法合成，需要通过食物摄入的脂肪酸。

虽然老年人极度保持着勤俭节约的传统美德，但是对于烹调用油来讲，为了实惠而大量囤货并不可取。以5L一桶的食用油来讲，如果家里只有老俩口的话，至少需要吃100天，而油接触空气时间越长，致癌物质黄曲霉就越可能产生。因此不应长时间囤油，用过的油也应及时处理，不适宜反复使用。

老年人烹调油摄入量不要超过25g，同时植物油和动物油应当搭配食用。患有动脉硬化、高血压、冠心病、糖尿病、肝炎的老年人，应当吃植物油，少吃动物油。在烹调时少用油炸、油煎、爆炒等用油量较多的方式，尽可能多选用清蒸、煮炖、凉拌的方式。

烹调用油推荐使用橄榄油和玉米胚芽油。橄榄油是公认的健康油，不仅营养不逊于任何食用油，还含有80%以上的不饱和脂肪酸，其中油酸的含量可以达到70%以上，对心血管疾病有很好的防治作用；同时，冷榨橄榄油当中维生素E

以及其他多酚类化合物的含量都比较高，有抗氧化的作用；油橄榄树在生长过程中不需要任何的化肥农药，不受化学污染，属于"绿色食品"。玉米胚芽油同样非常健康，不饱和脂肪酸含量高达 80%～85%。其中亚油酸含量达到 50%；另外，玉米胚芽油的另一个特点是含有丰富的维生素 E 及植物甾醇，比其他植物油都要高，都是良好的抗氧化物质。最重要的是，对于习惯传统中式菜肴的老年人来说，玉米胚芽油的风味也没有橄榄油那么强烈，在中餐里使用更加合适。

食盐是食物烹饪或加工食品的主要调味品，也是人体所需要的钠和碘的主要来源。我国多数居民的食盐摄取量过高，而过多的盐摄取与高血压、胃癌和脑卒中有关，因此要降低食盐摄入。虽然老年人由于味觉器官的退化，对各种味道的敏感度下降，但是老年人一天食盐（包括酱油、味精和其他食物中的食盐成分）的摄入量建议不超过 5g。国内外的营养学家都认为老年人应严格控制饮食中盐的摄取量，这是因为老年人的心肌纤维化，心壁、心脏瓣膜和血管壁的弹性减弱，全身微血管灌注流量减少，血流减慢，血液的黏稠度上升，而钠盐的过多摄取就会使钠离子在血液中滞留，容易引起血管收缩，血压升高，造成脑血流障碍。易患高血压的患者，体内排泄钠的能力极差，更要注意少食盐。根据有关资料报道，食盐量高的地区高血压的发病率更高。一般来说，20ml 酱油中含有 3g 食盐，10g 酱菜中约含有 1～2g 食盐。老年人应尽量减少含钠量较高的调味品，如酱油、味精、鸡精、耗油、面酱、虾酱等，以及含盐量较高的食品，如腌菜、泡菜、酱豆腐、韭菜花、腊肉、火腿等，偶尔摄入时，应同时减少做菜时食盐的使用量，可用酸味调料或者食醋来调和菜肴的味道，同时烹饪时也应当注意糖的用量。

二、热量平衡

人体摄入的食物可产生热量，除一部分以脂肪的形式贮存在人体内，大部分在生命运动的过程中得到消耗。进食得到的热量与消耗的热量大致相等，即视为热量平衡，其益处在于人体不至于因过度消耗热量而消瘦，也不至于因为热量摄取过量而导致肥胖。

老年人的生理需求活动量都相对较少。老年人随着年龄增长活动量逐渐减少，能量消耗降低，机体内脂肪组织增加，而肌肉组织和脏器功能减退，机体代谢过程明显减慢，基础代谢一般要比青壮年时期降低约 10%～15%，75 岁以上老人甚至降低 30% 以上。因此，老年人每天应适当控制热量摄入。

但是，热量的需要不仅和年龄有关，而且更重要的是与劳动强度有关。因此，不能片面地以年龄为尺度来衡量老人对热量的供给。举例来说，一个年龄 60 岁的中等体力劳动者，因为劳动强度大的缘故，他所需要的热量可能要比一个年龄 40 岁的轻体力劳动者或脑力劳动者要更多。老年人的饭量减少呈现一种

"自然递减"的现象，即身体需要多少热量，老人就只能吃相当于含有相对应热量的食物。一般来说，60 岁上下的老人，做一些非常轻的体力劳动，每天大致需要 8.37~10.5kj 的热量，这些热量如果全由谷物类供给，每天需吃谷物 0.5~0.6kg。然而，在现实生活中，不可能只吃谷物，没有其他种类食物的摄入。因此，除去其他食物所供应的热量，老人一般只要每天吃 0.4kg 左右的谷物即可。根据 2010 年修订的《中国老年人膳食宝塔》，老年人膳食能量推荐摄入量，60 岁年龄组：轻体力活动男 1900kcal，女 1800kcal；中体力活动男 2200kcal，女 2000kcal。70 岁年龄组：轻体力活动男 1900kcal，女 1700kcal；中体力活动男 2100kcal，女 1900kcal。

膳食宝塔建议每人每天各类食物的适宜摄入量是适于一般的健康老年人，因此使用时应当根据自身的情况进行选择，听取医生和专业营养师的意见。现代营养学观点是老年人每日摄入量以不超过这个标准为好，可以稍微少些。一般认为这些热量是由蛋白质、脂肪、糖类三大营养素供给，三者供给热量大致占总热量 20%~25%、10%~15%、60%~70%，而且在日常生活中需将高热量和低热量的食物搭配。

老年人热能供给量是否合适，也可通过观察体重变化来衡量。一般可用下列公式粗略计算。

男性老人体重标准值（kg）= ［身高（cm）－100］×0.9

女性老人体重标准值（kg）= ［身高（cm）－105］×0.9

实测体重在上述标准值 ±5% 以内属正常体重，超过 10% 为超重，超过 20% 为肥胖，低于 10% 为减重，低于 20% 为消瘦，在 ±5%~±10% 范围内为偏高或偏低。流行病学调查表明，体重超重或减重、消瘦的老年人各种疾病的发病率明显高于体重正常者。因此老年人应设法调整热量摄入，控制体重在标准范围内，以减少疾病发生。

三、多吃粗粮，精细烹饪

一般来说，一个人每天从谷物及薯类，动物性食品，豆类和坚果，水果、蔬菜和菌藻类、纯能量食物 5 大类中至少摄取 15~20 种食物，就可以认为达到了食物多样化的要求。近年来美国、日本及国内的一些专家提出选择膳食时应按重量按比例选择，这样既能保证营养素的平衡供给，又能保证食品的多样化。其中粮食占总比重的 25%，薯类 5%，蛋类 3%，鱼肉 5%，豆制品 15%，蔬菜 25%，水果 10%，鲜奶及其制品 10%，海藻 2%。

谷类为主是我国自古以来就有的优良传统，可避免高能量、高脂肪、低碳水化合物等膳食弊端。谷类为主是平衡膳食模式的重要特征，谷类食物是提供人体所需能量的最经济、最重要的食物来源。

　　老年人容易发生便秘、糖脂代谢异常、患心脑血管疾病的危险性增加。针对这些问题，我们上面也提及了老年人适当多吃粗粮有利于健康这一理念，注意广泛食用 5 大类食物，各种食物中也要注意经常变换品种。人体内环境的酸碱平衡很重要，而老年人的机体调节功能和其他器官一样也有了不同程度的减退，因此饮食中的酸碱度对老人的健康有着举足轻重的作用，必须在食物的搭配上予以注意。一般来讲，谷物、花生、核桃、肉、禽类、鱼、蛋类都为酸性；淀粉、蔗糖、植物油、动物脂属于中性；蔬菜、水果、牛奶、干鲜豆类、杏仁、栗子属于碱性；使用时应当相互补充。要尽量做到粮豆搭配、荤素搭配、黑白搭配、正零搭配，使一天的饮食中有米有面，有粗有细，有主有副，有菜有汤。

　　食物多样，制作细软，少量多餐，可预防营养缺乏。不少老年人牙齿缺损，消化液分泌和胃肠蠕动减弱，容易出现食欲下降和早饱现象，造成食物摄入量不足和营养素缺乏，因此老年人膳食更应注意合理设计、精准营养。对于高龄老人和身体虚弱以及体重出现明显下降的老人，应特别要注意增加餐次，除三餐外可增加两到三次加餐，即三个正餐中间加 2 ~ 3 次点心，每次正餐占全天能量的 20% ~ 25%，加餐的能量共占 25% ~ 40%，用餐时间也建议相对固定，保证充足的食物摄入。食量小的老年人，应注意在餐前和餐时少喝汤水，少吃汤泡饭。对于有吞咽障碍的老人和 80 岁以上老人，可选择软食，进食中要做到细嚼慢咽，预防呛咳和误吸；对于贫血，钙和维生素 D、维生素 A 等营养缺乏的老年人，建议在营养师和医生的指导下，选择适合自己的营养强化食品。睡前一个小时不建议再次用餐，避免影响睡眠情况。

　　食补胜过药补，一提到"补身体"，有些老年人往往习惯于选用人参、鹿茸、冬虫夏草等名贵中药材，而忽视食补的作用。其实中医认为，"药补不如食补""日食三合米，胜似参芪一大包"。这话是有一定道理的，主要理由有两点：第一，食物中含有人体所需要的各种营养成分，补药所含的补身有效成分在食物中也有。通过合理的膳食，可以比较全面地补充身体需要的各种营养物质，有利于强身健体，延年益寿；第二，任何补药都不是万能的，就营养成分来说也是不全面的，而且补药过量会产生一定的副作用，正如中医所讲的"是药三分毒"。例如，众所周知的名贵补药人参，有大补元气、复脉固脱、补脾益肺、生津止渴、安神益智之效，但是滥用人参或服之过量，可引起"人参滥用综合征"。据杂志报导，有人对 133 名连续服用各种各样商品人参制剂超过一个月以上的对象进行观察，结果发现大多数人有过度使用人参的反应，例如兴奋、失眠、神经衰弱、高血压；有些人还出现皮疹、水肿和清晨腹泻。该研究所把服用人参后出现的高血压伴有神经兴奋、皮疹、清晨腹泻等症状定为"人参滥用综合征"。由此可见，并不是所有人都适合"药补"，与其花更多的钱在药材上，不如从日常饮食入手，平衡补充各种营养。

关于食物的细软，建议从食物的制作方式上入手，烹调方式如上文提及的，建议多采用蒸、煮、烩、焖、炖的方式，减少油炸和熏烤。食物可以切小切碎，烹调时间要适当延长，比如肉类食物可以做成肉糜或者肉丸食用；坚果、杂粮等较难消化的食物，可以加工成粉末或者其他细小的颗粒食用，比如芝麻粉、核桃粉、玉米面等；可以直接食用的水果、蔬菜也可以粉碎榨汁食用，还可以多方位补充人体所需的维生素和矿物质。这样可以缓解老年人牙齿脱落、消化速度减慢的情况。老年人在进食过程中更要注意细嚼慢咽，预防呛咳和误吸。

老年人吃饭时细嚼慢咽，对身体有很多益处：充分咀嚼可以促进唾液的分泌，充分发挥溶菌酶的杀菌作用；防止因吞咽过快，使食物误入气管，造成呛咳或者吸入性肺炎甚至产生窒息；由于老年人味觉灵敏度下降，细嚼慢咽可以帮助老年人的味觉器官充分发挥作用，提高味觉感受，烹饪时也就减少了调料的使用量；通过牙齿细嚼把食物嚼细磨碎，使食物有更大的面积与唾液充分接触，促进了食物的消化，减轻了胃肠负担，促进了营养物质的吸收；还有利于锻炼咀嚼肌，防止肌肉的老化。

另外，老年人更应该注重口腔和牙齿健康来保护咀嚼功能，保证营养的消化和吸收。世界卫生组织曾提出口腔健康的目标：8020。即 80 岁的老年人至少有 20 颗牙齿能够正常咀嚼食物，这就需要老年人做到保持口腔清洁，坚持早晚刷牙，饭后漱口，及时修护病牙，补牙，定期检查口腔。做到细嚼慢咽，保护牙齿和颌骨的功能，这样才能提高味觉感受，更好地品味食物。

四、预防老年人隐形饥饿

随着生活水平的提高，典型的因维生素或矿物质缺乏导致的疾病已基本杜绝；但膳食结构不合理、烹调方式不正确以及不良生活方式（例如抽烟、酗酒等）都会导致维生素、矿物质的大量流失，致使越来越多的营养素在我们的饮食中失去。由于这些营养素缺乏不会导致饥饿的感觉，故世界卫生组织称之为"隐性饥饿"。"隐性饥饿"是指微量营养素的缺乏，它是一种人体一时难以感觉到的状态，但如果忽视的话就可以影响人体的健康。我国居民的微量营养素缺乏或边缘性缺乏的问题一直存在，例如维生素 A、维生素 B、维生素 C、维生素 D 以及钙、铁、锌等微量元素一直存在缺乏的情况。长期缺乏维生素 A，眼睛容易疲倦、干涩，甚至导致夜盲症、干眼病，还可造成人体免疫力降低；维生素摄入不足会造成注意力不集中、忧郁及记忆力衰退等；长期缺乏维生素、矿物质还可能诱发冠状动脉粥样硬化性心脏病或冠心病、骨质疏松及癌症等慢性疾病。

"隐形饥饿"对健康的威胁最可怕的在于它的隐蔽性。只有当营养素的不足达到一定程度并表现出明显的缺乏症状时，也就是当严重到"隐形饥饿"导致营养性疾病发生的时候，人们才会开始意识、重视和补充，但这常常会留下难以完全消除的后果。

尽管采取合理、均衡的膳食可以满足机体对大多数营养素的需要，可以不再另外补充营养素，但是对于老年人来讲，由于机体的衰退，营养素的吸收并不充分，此时可以根据营养师和医生的指导服用膳食补充剂。需要注意的是，营养素补充剂不能替代天然的食物；营养素补充剂不像白蛋白那样立刻见效，而是需要长时间有规律地使用才能见效；营养素补充剂也不是越多越好，比如：过量补钙可能会引起胆结石、肾结石、胃结石和尿路结石等许多疾病，也可能会造成对各个系统的损害，也会影响其他营养素的吸收，而正常饮食中一般不会造成营养素摄入过量。同时也要注意矿物质、维生素间的比例和搭配，以提高吸收效率，如补铁最好在饭后和维生素 C 一起使用，不要用茶水吞服；补钙最好和维生素 D 同时使用；维生素 A、维生素 E 等脂溶性维生素最好能与含脂肪的食物一起服用；钙剂和铁剂最好错开时间使用。擅自调节剂量可能对身体产生伤害，服用时应遵从医嘱。

五、预防老年人贫血

铁缺乏是"隐形饥饿"中常见的一种，而贫血是缺铁严重所导致的疾病。我国缺铁性贫血发生率高达15%～20%，6 岁以下的儿童和 55 岁以上的老人是高发人群。根据 2002 年中国居民营养与健康状况调查报告表明，60 岁以上老年人低体重（$BMI < 18.5 kg/m^2$）的发生率为17.6%，是 45～59 岁人群的 2 倍，贫血患病率为25.6%，也远高于中年人群。

有贫血症状的老年人经常会有免疫力低下、疲倦乏力、头晕耳鸣、记忆力衰退、心慌、心跳加速、面色苍白、食欲不振、恶心、呕吐、腹涨、腹泻、尿素氮升高、蛋白尿等情况。

老年人贫血比较常见，因此应该积极采取措施预防老年人贫血。

（1）帮助老年人积极进食。增加主食和各种副食品的摄入，保证能量、蛋白质、铁、维生素 B_{12}、叶酸和维生素 C 的供给，提供人体造血的必需原料。增加铁元素的摄入是预防缺铁性贫血的一个基本手段。可选用畜肉类、猪肝、红菇等天然食物或者铁强化食品和营养素补充剂。维生素 C 和 B 族维生素可有效促进铁的吸收利用，可适当补充。

（2）合理膳食结构。一般来说，动物性食品中铁的吸收利用率更高，维生素 B_{12} 的含量也丰富，因此老年人应注意适量增加瘦肉、禽、鱼、动物的肝脏、血等摄入。此外水果和绿叶蔬菜可提供丰富的维生素 C 和叶酸，可促进铁的吸收和红细胞合成，老年人也应该增加这些植物性食物的摄入。

（3）浓茶、咖啡会干扰食物中铁的吸收，因此在饭前、饭后 1 小时内不宜饮用。

铁摄取不足是造成贫血的一个重要原因。许多感染性疾病及慢性疾病也会导致老年人贫血，此时应积极治疗原发病，同时进行合理的营养支持，降低贫血的危害。

膳食中的铁主要是分为动物性食物中的血红素铁和植物性食物中的非血红素铁，前者吸收率较高，但是如果单纯采用加大动物性食品摄入量的方法来提高血红素铁的摄入量，往往会带来因动物脂肪、胆固醇等摄入量过高引起的高血压、高血脂和心脑血管疾病危险性增加的危害。因此，饮食的合理搭配就显得尤为重要。

六、补钙，预防骨质疏松

众所周知，婴幼儿如果体内缺钙则会引起佝偻病，因此，大家十分注意对儿童甚至青少年期间的补钙。但是，老年人如果体内缺钙，也容易患多种疾病。

步入老年以后，由于人体的内分泌功能尤其是性腺功能的逐渐衰退，性激素分泌减少，骨骼开始出现退行性变化，容易出现骨质疏松的症状。另外，老年人由于饮食量明显减少，咀嚼、消化、吸收功能变差，各种营养供应不足，再加上运动和户外活动减少，很容易引起体内缺钙。钙是人体内最丰富的矿物质，维持骨骼和牙齿具有坚硬的结构和支架，有调节体内酸碱平衡，控制血压的作用；还与肌肉运动、血液凝固和神经传导有密切关系。老年人缺钙，可导致骨与关节发生退行性病变，容易发生颈椎和腰椎骨质增生，出现上肢发麻，颈部活动不适及腰腿疼痛，骨质变得疏松，易发生骨折，所以及时加强钙的补充，对维护老年人身体健康、延年益寿有重要作用。那么老年人如何正确补充钙呢？

（1）多吃含钙丰富的食物，如奶类及豆类制品、虾、鱼、青菜及水果等。

半斤牛奶含钙 300mg，还含有多种氨基酸、乳酸、矿物质及维生素，可促进钙的消化和吸收，而且牛奶中的钙质更易被人体吸收。因此，牛奶应该作为日常补钙的主要食品，其他奶类制品如酸奶、奶酪、奶片都是良好的钙来源。

海带和虾皮是高钙海产品，每天吃上 25g 就可以补钙 300mg，并且它们还能够降低血脂，预防动脉硬化。海带与肉类同煮或是煮熟后凉拌，用虾皮做汤或做馅，都是不错的美食。

大豆是高蛋白食物，含钙量也很高。500g 豆浆含钙 120mg，150g 豆腐含钙就高达 500mg，其他豆制品也是补钙的良品。需要注意的是，当豆腐与某些草酸含量高的蔬菜（比如：菠菜）同食时，由于青菜中含有草酸，它可以和钙相结合生成草酸钙结合物，从而会妨碍人体对钙的吸收。所以应该先将青菜焯熟后再与豆腐同食；但是豆制品若与肉类同烹，则会味道可口，营养丰富。

虽然动物骨头里80%以上都是钙，但是不溶于水，难以吸收，所以不建议饮用骨头汤补钙。另外，鱼骨也能补钙，但要注意选择合适的做法。干炸鱼、焖酥鱼都能使鱼骨酥软，更方便钙质吸收，而且可以直接食用。

蔬菜中也有许多高钙的品种。雪里蕻100g含钙230mg；小白菜、油菜、茴香、芫荽、芹菜等每100g钙含量也在150mg左右。

（2）食用钙剂应当视情况而定，具体的注意事项，上文已经提及过。钙剂通常都是不能被人体直接吸收的化合物，必须在胃酸的作用下才能够将这些化合物分解成钙离子进行吸收。值得注意的是，必须消耗胃酸才能够形成钙离子，消耗200～300ml胃酸能够解离200mg钙离子。每人每天可以分泌1500～2000ml胃酸，而食物进在胃中会停留2～3小时，而2～3小时胃酸只能分泌200～300ml，也只能分解200mg的钙离子，其余的则不会被小肠吸收而被排出体外。

科学研究证明，人体每次最多只能吸收178mg的钙元素。如果一次性补充大量的钙，其吸收率只有25%左右，多余的钙会排出体外；而采用多次小量补钙，平均吸收率可达到64%，安全又有效。每天补钙可以分3～4次，小量多次，补钙效果会更好。

与此同时，镁元素也影响钙的吸收，补充钙剂的同时摄入镁，一般比例为2∶1，具体因人而异。但应注意，镁过量不仅能够影响钙的吸收利用，还会引起运动功能障碍。

值得注意的是，一味地让老年人服用钙剂，结果可能收效甚微；而且老年人大量的补钙，也会使血钙浓度过高，没有排出的钙有可能沉积在肝、肾等重要脏器组织中，形成结石等。钙在人体内的吸收和利用还常常受到其他成分的影响，对钙的吸收利用率影响较大的是钙磷的含量比例。当钙和磷的比例为1∶1～1∶5时，钙的吸收率最高。在食品中，钙磷之比在此范围内的要数水产品，所以补钙应多吃些水产品为好。老年人在补钙的过程中，除了补充适当的钙质外，最重要的是补充促进钙质吸收的药物和一定的磷，但是现在的饮食大多是高磷食物，无须额外补充磷，即不应服用含磷钙剂。磷的摄入量过多，就会结成不溶于水的磷酸钙排出体外，必然导致钙的流失。鉴于食物和水源的问题，国人磷的摄入量已大大超标，因此选购补钙产品时一定要看清钙剂成分。

如果缺钙不明显，又参与一定的户外活动，可每次口服两次葡萄糖酸钙片，一日三次。如果缺钙明显，又参与一定的户外运动，可每日静脉注射10%葡萄糖酸钙一次，每次10～20ml。

（3）老年人钙的吸收率仅在 15% 左右，尤其是女性在生育和经期的基础上雌激素分泌减少，骨质丢失加快，很容易有骨质疏松表现。对于老年女性，可以适当口服已烯雌酚等女性激素，以改善和调节体内代谢，增加钙的吸收和储存，达到强壮骨骼的目的。

（4）适量增加户外锻炼，多晒太阳，接受紫外线照射，对于促进体内钙的吸收和利用很有益处。补钙时还应该注意补充维生素 D。维生素 D 对于钙的吸收有一些益处，因为钙的吸收依赖于足够的维生素 D，维生素 D 大部分是需要人体自身合成，通过晒太阳就可以获得维生素 D。这是因为在人体皮肤中存在一种 7－脱氢胆固醇，在太阳光的紫外线照射下，这种物质转变成维生素 D，再经过肝脏、肾脏，然后变成活性的维生素 D，才能发挥它的效用。所以，老年人要注意多晒太阳，平均每天晒 1 个小时就可以了，而以 9 点到 10 点的阳光最适合人体的舒适度。

七、饮水

水是人体的重要构成部分，也是营养来源之一。人体大约由 25% 的固体物质和 75% 的水组成，脑组织中含 85% 的水，血液中含 90% 的水，人体新陈代谢都是以水为介质进行的，因此水是生命存在的最基本要素之一。它能调节人的体温，参与新陈代谢，补充体液，输送营养，维持体内酸碱平衡，保持细胞最佳状态。拿人的生命周期举例：胎儿时期体内的含水量最高，达到了 90%；婴幼儿为 80%；成人为 70%。无论多么身体健壮的人，如果患了呕吐、腹泻、大量出汗等造成人体缺水的症状，很快就会出现眼窝下陷、身体瘦弱。这是因为身体的水分减少 1% ~2% 就会发生感到口渴口干、尿液减少的情况；缺水 5% 时，就会发生头晕、心慌、全身乏力甚至昏迷；缺水 10% 时，就会发生休克，出现生命危险。

老年人的健康与饮水有着十分重要的关系。进入老年期，整个机体的功能都在逐步衰退，尤其是含水量。在人的整个生命过程中以老年期含水量最低，一般为 60%。至于不喜欢饮水喝汤者，其含水量在 60% 以下。含水降低，可加速人体衰老的过程。

世界卫生组织的专家认为：人体内水分失衡是导致机体衰老的一个重要原因。而老年人逐渐出现皱纹日益增多、老年斑、皮肤干燥、弹性下降、视力模糊、口干、便秘等退化性变化，其中主要原因也是老年人体内水分不足。而加拿大科学家阿霍友博士不久前指出：人体水分不足，不但使皮肤和内脏加速老化，而且危险最大的是大脑。长期的饮水不足，则会导致大脑的老化和萎缩，直接影响对整个功能的指挥。人体老化，就是水分不足和丧失的过程。造成老年人缺水的原因，是老年人体内脂肪组织比例增大，约增加 30%；也因此，老年人体胖者增加。

　　缺水对老年人的血液系统危害重大。众所周知，血液的含水量在 80% 以上，饮水不足，会导致血液黏稠度上升。而血液变稠，危险也会随之而来，首先是血液循环系统受到影响，血液流动就会变慢，使新陈代谢发生障碍，营养物质和氧气不能及时运送，体内的废物也就不能及时排出体外，从而加重了血管和心、脑、肾的负担，容易发生心、脑的供血不足和血栓的产生。同时，眼睛、呼吸器官和肾脏等，因缺水也会带来一些麻烦，如眼睛干涩、模糊和气管炎、肾结石等。所以，老年人不能缺水，饮水量也要适当增加。

　　应当指出的是，老年人大脑中枢反应迟钝，对口渴不敏感。健康的肌体必须要保持水分的平衡，人每天喝水的量至少要与体内水分消耗量相平衡。人体一天所排出尿量约有 1500ml，再加上从粪便、呼吸过程中或是从皮肤所蒸发的水，总共消耗水分大约是 2500ml，而人体每天能从食物中和体内新陈代谢中所补充的水分只有 1300ml 左右，因此正常人每天至少需要喝 1200ml，大约 6 杯。所以，不应等到感受到口渴、口干才饮水，而应该有规律地主动饮水。在日常生活中，老年人每天应有四次最佳饮水时间：第一次：早晨刚起床，此时正是血液缺水状态，有利于补充夜间体内水分的消耗，并对内脏有"清洗作用"，可以促进血液的循环，有预防高血压、脑血栓、心肌梗死等疾患发生的作用；第二次：上午 8 时至 10 时左右；第三次：下午 3 时左右；第四次：睡前。睡觉时血液的浓度会增高，如睡前适量饮水会冲淡积压液，扩张血压，对身体有好处。

　　不少老年人不习惯睡前饮水，怕夜间起床排尿。其实老年人膀胱萎缩，容量减少，不饮水照样要起夜。老年人由于肾脏收缩功能减退，夜间尿多，这就导致体内缺水，易使血液黏稠，心脑血流阻力加大，易引发心脑血管病变。对患有心脑血管病的老人来说，因血管内膜发生变化，血液黏滞性偏高，易形成缺血性脑中风，夜间缺水更加大了这种危险性。因而，半夜饮水很重要。

　　餐前一小时饮水，水分易于吸收，有利于消化液的分泌，并有减肥的作用；餐后不宜马上饮水，以免冲淡胃液，不利于消化。

　　此外，一些常见的饮水误区也是应当注意的。

　　(1) 矿化成分多了反成害

　　矿泉水因含有人体所需要的一些矿物质而深受喜爱，但有些人认为矿物质越高越好，其实不然。水中矿物质含量超标时，还会危害人体健康。例如，当饮用水的碘化物含量在 0.02~0.05mg/L 时对人体有益，大于 0.05ml/L 则会引发碘中毒。

　　(2) 饮料替代水，花钱买身病

　　有的人习惯只喝饮料，不喝没味道的白开水。对此，要提醒大家：饮料中含有的香精、色素对健康十分不利。用饮料代替饮用水，不但起不到给身体"补水"的作用，还会降低食欲，影响消化和吸收。

八、延缓肌肉衰减

肌肉衰减综合征是与年龄增加相关的骨骼肌量减少并伴有肌肉力量或肌肉功能减退的综合征。延缓肌肉衰减，对维持老年人活动能力和健康状况极为重要。而延缓肌肉衰老的有效方式是摄入富含优质蛋白质的瘦肉、海鱼、豆类等食物，并进行有氧运动和适当的抗阻活动，不应过度苛求减肥，体重的过低或过高都会影响健康。老年人的 BMI，即身体质量指数，应不低于 $20kg/m^2$，最高不应超过 $26.9kg/m^2$，因此老年人要经常检测体重。对于一些身体消瘦的老年人可以适当增重，有研究表明，BMI 较低的老年人死亡率和营养不良风险都会增加，因此除了一日三餐之外，身体消瘦的老年人应当摄入一些自己喜欢的富含优质蛋白质零食等，适当增加运动。吃动结合、保持健康体重是延缓老年肌肉衰减的重要方法。

（1）常吃富含蛋白质的动物性食物，尤其是红肉、乳类和大豆制品。

（2）多吃富含 n－3 多不饱和酸的海产品，如海鱼和海藻等。

（3）增加户外活动时间，多晒太阳并适当增加摄取维生素 D 含量较高的食物，如动物肝脏、蛋黄等。

（4）如条件许可，还可以进行拉弹力绳、举沙袋等抗阻运动 20～30 分钟，每周≥3 次。此外，还可以增加日常身体活动量，减少静坐或卧床。活动时应当量力而行，动作舒缓，避免碰伤、跌倒等事件的发生。

第三节　老年人的一日三餐

老年人的一日三餐安排中应当注意"巧食三餐"，即早餐要求质量高些，热量分配一般以早餐占全日热量的 30%；午餐要饱些，占全日热量的 40%～50%；晚餐占全日热量的 30%。一般来说，老年人饮食量应当重质而非量，应当根据老年人不同的体质、活动量的大小，热能消耗的多少等具体情况而定，宜少而精，少食多餐。

1. 老年人对糖分的耐受力下降，容易饥饿，可以适量加餐少量的热汤、饮料和点心，但是晚餐不宜过饱，因为入睡后血流变缓，因此血脂更容易沉积在血管壁上，引起血管硬化，增加心脑疾病发生的风险。此外，因夜晚血中的胰岛素增加，使脂肪存储在腹壁、皮下及内脏，增加体重而造成肥胖。

2. 老年人膳食必须清淡可口，饮食不宜过咸、过黏、过硬或油腻，以容易消化和吸收的松软食品为佳。老年人由于机体免疫力减退，肝脏解毒功能降低，因此在膳食中应忌一切腐败变质的食物，少食生冷食品，以防引起肠胃道疾病及中毒。

3. 老年人每天的进食量可以简单概括为"十个拳头"，老年人可以用自己的拳头作为衡量进食量的工具。这"十个拳头"包括不超过一个拳头大小的肉类，其中含有鱼、禽、肉、蛋，即膳食宝塔中的第三层；相当于两个拳头大小的谷类，即位于膳食宝塔中第一层的主食，其中包括粗粮、杂豆和薯类；要保证两个拳头大小的奶、豆制品，即膳食宝塔中的第四层；不少于五个拳头的新鲜蔬菜和水果，即膳食宝塔中的第二层。需要提醒的是，这里的数量都是生食物的数量。口袋书给"十个拳头"概括了一个歌谣：一拳头的肉不超过，鱼禽蛋肉别太多；两拳的谷物必须有，粗粮薯类加杂豆；两拳的奶豆要保证，牙齿骨骼才坚硬；五拳的蔬果不能少，通肠降脂有营养；总量十拳最合理，别忘各自有比例。

4. 每天的食物还要五颜六色，既可以提高食欲，也可以帮助老年人做到食物营养均衡全面。

（1）红色的食物包括胡萝卜、红辣椒、西红柿、西瓜、山楂、红枣、草莓、红薯、红苹果等，按照中医五行学说，红色为火，为阳，所以红色食物进入人体以后可以入心、入血，大多具有益气补血和促进血液、淋巴生成的作用。研究表明，红色食物一般具有极强的抗氧化性，它们富含番茄红素、丹宁酸等，可以保护细胞，具有抗炎作用，还能为人体提供丰富的优质蛋白质和许多无机盐、维生素以及微量元素，能大大增强人的心脏和气血功能。

（2）橙黄色的食物有橙子、玉米、小米、南瓜、菠萝、柠檬、黄豆、木瓜、芒果等。橙黄色食物含有丰富的 α－胡萝卜素、β－胡萝卜素、β－隐黄素和叶黄素、玉米黄质等类胡萝卜素。目前，自然界中已被发现的类胡萝卜素有几百种，其中 50～60 种可在体内安全地转化为维生素 A。类胡萝卜素还在人体的某些器官组织中发挥着保护 DNA 免受氧化损害的特殊作用。通过进食橙黄色的天然食物，可以帮助老年人维持视力健康，保持皮肤润泽，抗氧化，延缓衰老。

（3）绿色的食物主要是指绿色的蔬菜，多摄取绿色食物对肝脏有益，能减轻甚至消除各种毒素对人体的健康损害，对提高老年人的免疫力有很强的效果，还能够促进新陈代谢和消除疲劳。更多关于蔬菜的具体功效我们已在上文提及过。

（4）蓝紫色的食物例如蓝莓、李子、紫甘蓝、黑加仑、茄子、紫葡萄、海带、洋葱等，对心血管最有益处。科学家认为，让食物呈现蓝紫色的花青素等化合物是具有这些益处的原因，因为它们可以对抗自由基以及消除炎症。花青素除了具备很强的抗氧化能力、预防高血压、减缓肝功能障碍等作用之外，其改善视力、预防眼部疲劳等功效也被人所认同。

（5）黑色食物是指颜色呈黑色或紫色、深褐色的各种天然动植物，如黑米、黑麦、紫米、黑荞麦、黑豆、黑豆豉、黑芝麻、黑木耳、黑香菇、紫菜、发菜、海带、黑桑葚、黑枣、栗子、龙眼肉、黑葡萄、黑松子等。"黑色食品"来自天然，所含有害成分极少，可调节人体生理功能，刺激内分泌系统，促进唾液分泌，有促进胃肠消化与增强造血的功能，对于老年人来讲可明显减少动脉硬化、脑中风等严重疾病的发生概率。

5. 上文已经提及过，老年人每日食用的食物种类应当不少于 20 种，才能满足人体对营养素的需求。老年人可以按照"同类互换，多种多样"的原则调配一日三餐，如以粮换粮，以豆换豆，以肉换肉。喜欢吃鱼的可以今天吃一些鲽鱼，明天换换带鱼；喜欢吃鸡肉的可以今天清蒸一只童子鸡，明天换老母鸡炖汤喝。

（1）早餐应当开胃软食：吃早餐的最佳时间是 7 ~ 8 时。早餐的食物种类应多样、搭配合理，《中国居民膳食指南（2016）》中强调，如果早餐中包括谷物、动物性食物（肉类、蛋）、奶制品、蔬菜和水果等 4 类食物，则为营养补充的早餐。营养素蛋白质、脂肪和碳水化合物比例合理的早餐，能很好地发挥碳水化合物在餐后快速升高血糖的作用。

胃功能呆滞，食欲不佳，可以选点开胃的、增加食欲的食物，如小酱菜、果汁、番茄汁等。早餐的食物应以软为主，如富含碳水化合物的馒头、花卷、面包等主食，富含水分的米粥、果汁、牛奶、豆浆等流体食物，鸡蛋等食物主要提供蛋白质。营养学家主张老年人以粥养生最佳，尤其是早餐食粥有利于养胃；忌吃油腻、煎炸、干硬及刺激性食物。需提醒的是，老年人早餐不宜吃得过饱，因为饮食过量就会超过胃肠消化能力，食物就不能被充分消化、吸收，久而久之，就会使消化能力下降、胃肠功能发生障碍，从而引起胃肠疾病。

老年人的新陈代谢已经明显衰退，但必需的营养成分不能减少，尤其是要保证钙的供应，以防止老年人骨质疏松的发生。老年人的早餐除了粥、面条、肉松和花生酱等极容易消化又营养丰富的食物外，适量的蔬菜和水果也是必不可少的。

（2）午餐重在营养储备：午餐既要补充早餐后四五个小时的能量消耗，又要为下午几个小时的生活做好必要的营养储备。午餐所提供的能量应该占到全天总能量的45%左右，主要的营养来源应该是足够的主食、适量的肉类、油脂和蔬菜。主食包括米饭、面食。肉类可以是鸡肉、瘦肉或者鱼肉。正如上文所提及的，鱼类可以提供大量的优质蛋白质并且消化、吸收率极高，同时胆固醇含量较低。豆制品也是午餐很好的选择。蔬菜首选新鲜果蔬，因其含有丰富的胡萝卜素、维生素 C、维生素 E 以及膳食纤维，其中胡萝卜素可以抗衰老，膳食纤维可以促进肠道健康，帮助人体排毒。

（3）晚餐宜少不宜饱：晚餐吃得过饱，多余的热量会合成脂肪在人体内储存起来，从而使人体发胖，还会引起胆固醇增高，同时也会增加肠胃等消化系统的负担，这对老年人的健康很不利，容易诱发多种老年性疾病。因此，营养学家和养生学家建议老年人晚餐少吃点儿，摄取的热量不能超过全天摄取总热量的30%，在入睡前可以适当饮用牛奶，不仅能够吸收营养，还有利于促进睡眠。

（4）选择健康零食：零食是指非正餐时间所吃的各种食物。合理有度地吃零食既是一种生活享受，又可以提供一定的能量和营养素，有些情况下还可以起到缓解紧张情绪的作用。因此，不能简单地认为吃零食是一种不健康的行为。

6. 随着年龄的增长，老年人身体的各个器官和系统功能都在逐渐衰退，尤其是胃肠道消化能力的降低，导致老年人食欲的减退，能量摄入降低，必需营养素摄入不足，发生营养不良的可能性大大提高。因此，老年人在进食日常三餐之外，也可以适当吃些零食，可为老年人补充营养。上午 10 点左右，下午 3 点左右是吃零食的最佳时间，此时早午饭已经消化，不会影响接下来的正常饮食。推荐上午食用维生素 C 较高的苹果、香蕉、橘子、猕猴桃等新鲜水果；等到下午可吃点儿坚果类的零食，如葵花籽、南瓜子、花生仁、核桃仁和松子等。

需要注意的是，零食不要过量，只是一种补充。另外，尽量不要选择熏烤、油炸类零食，应当根据老年人的身体情况及正餐的摄入状况选择适合自己的零食，如果三餐能量摄入不足，可选择富含能量的零食加以补充；对于需要控制能量摄入的老年人，含糖或含脂肪较多的食品属于限制选择的零食，应尽量少吃；如果三餐蔬菜、水果摄入不足，应选择蔬菜、水果为零食。零食的量不宜太多，以免影响正餐的食欲和食量，可以在同类食物中选择能量较低的，以免摄入的能量过多。

坚果类零食：首选核桃。进入老年期，许多老人总感觉记忆力大不如前。核桃含有丰富的维生素 B、维生素 E 和多酚化合物等抗氧化成分，可防止细胞老化，有健脑、增强记忆力和延缓衰老的功效。研究也发现，核桃还可延缓神经系统退行性疾病的发生。另外，核桃可减少肠道对胆固醇的吸收。有核桃类似功效的还有瓜子、花生、松子等。一般而言，瓜子、花生、松子每日食用量限制在10 粒左右，核桃仁 2 个就足够了。板栗素有"千果之王"的美誉，其醇厚香甜的口感总是令人念念不忘。随着年龄的增长，老年人的各项身体功能都有所下降，栗子能够增强脾胃功能，提高血液活性，同时对肾虚也有良好的功效，这对老年肾虚、糖尿病患者的帮助是非常大的。因此，糖炒栗子是可供老年人选择的零食佳品。

水果类零食：冬季气候干燥，可以吃些梨止咳润喉，吃些熟透的香蕉润肠通便。而像大枣、猕猴桃、柚子、葡萄干等含维生素 C 和抗氧化物比较多的水果，可以增强老年人的血管弹性，预防和改善动脉粥样硬化。橙子、苹果、香蕉、哈密瓜含钾量比较高，适合在两餐之间食用，是患有高血压病老人的良选。但要注意，水果也不宜多吃，每天 200g 为宜，以免肠胃不适。

酸奶：老年人随着年龄的增加，骨矿物质不断丢失，尤其是绝经期女性，骨质丢失更为严重，易发生骨质疏松和骨折。鲜奶含钙量丰富，经发酵成酸奶后，钙等矿物质不但没有发生变化，反而利用率提高。如果老年人在睡前稍吃零食，如一小杯 125ml 酸奶加 2 片饼干，不仅有助更快入眠，还可以达到补钙、预防胆结石的功效。但是酸奶必须低温饮用，脾胃虚弱的老年人要谨慎。

蜜饯：蜜饯多是将果品经糖渍蜜制，水分浓缩后制成的含糖量高的食品。因其不仅有果品的香味，而且甜度也比新鲜水果高，深受老年人和小孩的喜爱，如蜜金桔、糖桂花、柿饼、话梅、杏脯等。一些低糖的蜜饯，老人可以适当吃一点，只要不过量就行。柿饼有止咳化痰和通便的作用，对于患高血压、慢性支气管炎、动脉硬化等疾病的老年人有保健功能。

饼干、糕点类零食：老年人由于胃肠道功能减弱，一次进食过多食物不易消化、吸收，可少量多餐，每天进食 4 ~ 5 次。饼干、糕点类携带方便，且饱腹感强，是老年人零食的佳选。一般选择易咀嚼、消化又有香味的糕饼，如无糖苏打饼干、全麦或粗粮面包都不错。而含糖量高及有重油、反式脂肪酸的糕点则应尽量避免。

盐水煮黄豆：将黄豆清洗泡 3 ~ 4 小时后，盐（尽量少放，有味道就可以）、清水、黄豆加 6 ~ 7 粒花椒同煮，最好用压力锅，这样煮的黄豆比较软，适合老人吃。黄豆很有营养，有大豆异黄酮等等，更多益处上文已经提及。

营养专家专门为老年人饮食编了段顺口溜"一日多餐，餐餐不饱（七八分饱），饿了就吃，吃得很少。"人过中年以后的进食方式就应该像"羊吃草"那样，饿了就吃点，每次吃不多，胃肠总保持不饥不饱的状态。每天饮食遵照"3+3"原则，做到三顿正餐三顿加餐，营养就能均衡了。

7. 服用药物的老年人应当充分了解所服用药物的副作用及饮食的宜忌情况，因为很多药物会干扰营养素的吸收，而很多食物的成分也会影响药物的效果，要经常注意用药史。例如酒精可影响营养素的吸收，要少饮酒或者不饮酒，患肝肾疾病的老年人禁止饮酒。酒精有害肝脏，过量饮酒还会使食欲下降，发生营养缺乏和增加患高血压和中风的危险。尤其是老年人更不宜经常饮用高浓度的烈性酒。偶尔在团聚欢庆时，可饮用少量低度酒，如葡萄酒、红酒、啤酒等。由酒精、香精、色素做成的配制酒也不宜饮用。

第四节　素食主义者饮食

近年来，素食主义已成为时尚，社会上出现越来越多的素食主义者。对于糖尿病患者而言，吃素食在一定程度上可以减少油脂和高脂肪类食物的摄取，对减轻体重，改善血脂异常有一定的积极作用。然而一些人对于素食的认识还存在一定的误区，比如说认为素食就是摄入大量的水果、蔬菜，但是实际上蔬菜中缺乏人体所需的蛋白质、维生素、铁等营养物质，盲目食素很可能引发营养不良、贫血、脑缺氧等严重后果。因此，素食者应在每日的饮食中加入豆类特别是发酵类豆制品等食物，以保障膳食营养。

因植物食品中不含有对心血管构成威胁的有害物质，因此素食可减少心血管疾病的发生。美国公布过一个研究调查报告，堵塞冠状动脉，可以通过素食、运动、服药和减少精神压力等综合措施重新通畅，而不需要依赖手术打通。单靠素食也能达到相同的目的，且在以后 10 年中不再发生冠状动脉疾病；而不能坚持素食者，则出现了冠状动脉疾病再度复发。

素食也能减少癌症发病率，尤其是直肠癌、结肠癌，这是因为素食中含有大量的纤维素，能刺激肠蠕动加快，利于通便，使粪便中的有害物质及时排出，降低了有害物质对肠壁的损害。据美国有关资料，素食者比肉食者癌症发病率低20%～40%。

素食还可以减轻肾脏负荷。素食对肾功能不健全的肾脏患者来讲，能起到让肾脏"休息"的作用。肾脏患者改为素食，外加乳制品的摄入，既可减轻肾脏的负担，又不减少蛋白质的摄入量，实为一举两得。

吃素宜选择"蛋乳素食"，即以素食为基础，辅以蛋类和乳制品的饮食结构。这种饮食结构非常适合老年肥胖人群。具体来说，日常饮食以谷物、蔬菜、水果等为主，每天再食用 1～2 个鸡蛋，加 1 瓶牛奶或者酸奶。

蛋乳素食相比普通素食更有利于肥胖老年人，因为普通素食没有动物蛋白质的食物来源，而动物蛋白质的营养价值和消化率优于植物蛋白质。动物蛋白质的摄入不足会引发营养不良，还会导致必需微量元素的吸收下降甚至缺乏。蛋乳素食结构中的鸡蛋和牛奶都含有营养价值和消化率很高的动物蛋白，同时，牛奶含有丰富的钙，这些都能弥补普通素食的营养缺陷尤其是老年人对钙的需求相对较高，蛋乳素食的奶及奶制品、豆类及豆制品的摄入量都增加了，这两类都属于含钙高的食品，而水果中含有丰富的维生素 C 有利于钙质的吸收。但应注意蛋类不可摄入太多，以免引起高胆固醇血症，奶类也尽可能多吃些优质酸奶。

素食主义者的膳食原则如下所示。

1. 谷类为主，粗细搭配

谷类食物含有丰富的碳水化合物等多种营养成分，是人体能量、B 族维生素和矿物质、膳食纤维等的主要来源。素食老年人应更好地享用主食如米饭、面食等，餐餐不能少，不足部分也可利用茶点补足。

全谷类食物保留了谷类的营养精华，含有更多的 B 族维生素和矿物质。素食老年人还应比一般老年人增加全谷类食物的摄入比例，每日三餐应保证至少一次有全谷类或杂豆类。选购时应注意加工精度，少购买精制米、精白粉；适当选购全谷类食物，如小米、全麦粉、嫩玉米、燕麦等。全谷类食物因加工精度低，口感较差，不易被接受，需要合理烹调，或与其他食物搭配食用，从而改善其感官性状。例如：玉米粥，甜糯软绵；荞麦粥，嫩滑绵延。小米和绿豆搭配做成小米绿豆粥，清香可口，为许多人所喜爱。

建议纯素食老年人每日摄入谷薯类 250～400g，其中包括全谷类和杂豆类120～200g，薯类 50～125g；奶蛋素食老年人每日摄入谷薯类 225～350g，其中包括全谷类和杂豆类 100～150g，薯类 50～125g。

2. 食物多样，合理烹调

素食人群更应注意食物多样化，每日的膳食应包括谷薯杂豆类、蔬菜水果类、大豆类制品、坚果种子类等食物。素食人群应挑选营养素密度（尤其是钙、铁、锌）较高的食物，平均每日摄入 12 种以上该类食物，每周 25 种以上该类食物。素食人群应选择新鲜、卫生的食物和适宜的烹调方式，尽量采用能最大限度地保留食物原味和营养素的蒸、煮、快炒等烹调方式。素食人群还应当注意食材的处理方式：学会阅读食品标签，合理选择食品；食物制备生熟分开、熟食二次加热要热透；富含植酸的全谷杂豆类应浸泡；富含草酸的蔬菜（如菠菜、苋菜、甜菜、竹笋、茭白、蕨菜、空心菜、木耳菜和牛皮菜）应焯水。

素食老年人易缺乏 n-3 多不饱和脂肪酸，在选择食用油时应注意选择富含 n-3多不饱和脂肪酸的食用油，如紫苏籽油、奇亚籽油、亚麻籽油等，但不适合高温烹调，适合凉拌，或在菜肴出锅后淋入。日常高温烹调应选用双低菜籽油/芥花籽油、山茶油、橄榄油（初榨橄榄油不适合高温烹调），以及大豆油、花生油，或椰子油、棕榈油（最适合煎炸）。至于食盐和烹调油使用量，和一般饮食中的使用标准是一样的，上文已有所提及，在这里就不赘述了。

3. 增加摄入大豆及其制品

大豆富含优质蛋白质、多不饱和脂肪酸、B 族维生素和矿物质（用石膏、卤水制成的豆制品是钙的重要来源）以及多种有益健康的生物活性物质，如大豆异黄酮、大豆甾醇以及大豆卵磷脂等，是素食老年人的重要食物，应保证每日摄入量。建议纯素食老年人每日摄入大豆类 50~80g 或等量的豆制品，其中包括发酵豆制品 5~10g；奶蛋素食老年人 25~60g。

50g 黄豆换算成豆制品相当于 145g 北豆腐、280g 南豆腐、730g 豆浆、110g 豆腐干、40g 腐竹等。

建议奶蛋素食老年人每日摄入相当于液态奶 300g 的奶制品，蛋类 40~50g（约一个鸡蛋），不弃蛋黄。

发酵豆制品是以大豆为主要原料，经微生物发酵而成的豆制品，包括腐乳、豆豉、臭豆腐、酸豆浆、豆酱、酱油等，含有更多的 B 族维生素和矿物质，发酵过程中可能还产生了活性维生素 B_{12}，且矿物质更容易吸收。

4. 足量摄入蔬菜、水果

新鲜蔬菜、水果对素食者尤为重要，其富含各种营养成分，供给应充足。餐餐有蔬菜，保证每日摄入 300~500g 蔬菜，深色蔬菜应占 1/2；天天吃水果，保证每日摄入 200~350g 新鲜水果，果汁不能代替鲜果。

5. 常吃坚果、菌菇、海藻

坚果不仅可作为素食老年人蛋白质的补充来源，还可作为多不饱和脂肪酸、维生素和矿物质的良好补充来源。坚果的脂肪含量较高，应适量食用。纯素食老年人每日应摄入 20~30g，奶蛋素食老年人每日应摄入 15~25g。

菌菇和海藻富含 B 族维生素和矿物质，以及多种有益健康的生物活性物质，如真菌多糖、海藻多糖等，是素食老年人的重要食物。晒干的菇类还含有维生素 D，部分海藻还含有维生素 B_{12} 和 $n-3$ 多不饱和脂肪酸，每日应摄入 5~10g（干重）。

6. 吃动平衡，健康体重

老年人都应天天运动，保持健康体重。食不过量，控制总能量摄入，保持能量平衡，坚持日常身体活动，减少久坐时间，每小时起来动一动。

另外，老年人也不宜片面强调少吃油、多吃素，而应平衡饮食。因为老年人特别是更年期的妇女容易缺钙而引起骨质疏松，而素食往往不能提供足够的钙质，并且植物性食品几乎不含有维生素 D，高膳食纤维又影响钙质的吸收，因此更容易加重缺钙现象。另外，长期吃素还会增加老年人胆结石的患病率。

事实上，不管是素食还是荤食，都是人类不可缺少的食物。老年人没有必要为追求健康，而突然改变自己习惯了的饮食方式；习惯了吃素的老年人也应当继续自己的饮食方式。素食有素食的好处，荤食有荤食的好处。荤素合理搭配才是永葆青春活力的真谛。重视食物的合理搭配是饮食时尚的重要内容，也是现代文明的标志。

最后，我们鼓励陪伴进餐，这一点的提出是基于老龄化的另一个特点——空巢化。空巢老人的整个进餐时间都是自己吃饭，甚至不能做饭，这已经成为老年人的就餐问题之一，也是值得社会关注的问题。老年人应摒弃闭门不出的生活习惯，尽量多外出、多交际、积极主动与人交流，多参与群体活动，如参加健身操、搭伴旅游、对弈、与朋友聚餐等；如有条件，可参与一些社会公益活动，如咨询、讲课等。老年人应该以家为乐，我们要鼓励老年人积极参与家庭或者社会活动，鼓励老年人与家人和亲朋一起进餐，有能力的可以适当参与食物的准备和烹饪，通过变换烹饪方式和食物的花色品种，烹制自己喜爱的食物，提升进食的乐趣，享受家庭喜悦和亲情快乐；独居老人，可去集体就餐或与亲朋好友一起就餐和活动，以便增加接触社会的机会；对于生活自理有困难的老人，家人应多陪伴，采取辅助餐具，送餐上门等方式，保障食物的摄入和营养状况。有条件的家人要经常和老年人一起就餐，多关心、关爱老年人的健康。

总结

本章根据《中国老年人膳食指南（2016）》和我国居民膳食金字塔，讲述了老年人膳食中应当注意的事项以及标准。不少老人对吃饭本身就不够重视，宁可花很多钱去买保健品，也不舍得好好吃饭，觉得随便应付一下就行，出现体重进行性下降也不当回事，其实已经存在营养不良的问题。膳食之所以重要就是因为我们所需的营养素无法自给自足，都要靠从食物当中摄取来维持身体健康的需求。因此，合理膳食，均衡营养是至关重要的。

第五章　老年人常见饮食误区

随着岁月的流逝，老年人生理功能逐渐减退，越来越多的老年人开始注重养生保健，养生保健中饮食非常重要。有些老年人因相信一些道听途说的"养生经"，或者迷信某些所谓养生"专家"的说教，或者受生活背景和生活习惯影响，在饮食观念上存在种种误区，结果事与愿违。这在营养门诊以及住院的老年患者中极为常见，在此为大家做一下解读。

误区一：天天吃大米

米是五谷之首，米饭是人们日常饮食中的主角之一，米香饭软，也适合老年人食用。但是营养学上一贯主张的健康饮食原则是食物应多样化，主食也要多样化，不能太单一。白米饭作为精制谷物的代表，营养价值不及粗杂粮。但这些原则显然不足以得出"不能天天吃大米"或"大米不能天天吃"的结论。

最近美国食品药品监督管理局对食用大米进行了研究，并根据研究给出了相关结论："样品中所发现的含砷量很低，不足以立即或在短期内造成健康损害。鼓励所有消费者平衡饮食，以获得更全面的营养，避免因过量食用单一食品可能对健康带来的不利影响"。另外，美国食品药品监督管理局也指出，有机大米中的砷并不少；糙米（粗粮）含砷比白米还多；彻底清洗，多加水长时间煮可以降低砷含量，但同时也会破坏其中的维生素成分。

砷具有潜在毒性，尤其是无机砷，甚至有些人称它为"第一类致癌物"。所以，对于人体而言，它没有安全上限，而是越低越好。世界卫生组织根据科学实验数据，制定了无机砷对人的"安全上限"：每人摄入量应不超过 $2\mu g/(kg \cdot d)$。所谓"安全上限"，是指摄入量在这个值以下时，不会观察到任何异常，或者说产生的风险小到可以忽略。砷在饮水和食物中普遍存在，剂量很低。砷和一些肿瘤的发生有相关性，还有和一些慢性病相关的研究报道，所以尽量避免砷的摄入。

砷固然值得关注，但镉的毒性更强。镉大米的阴霾近年在国内日盛。广东省食安办曾率先公布 150 多个批次大米镉含量超标，一度引起巨大关注。虽然在那之后很少再有其他地区的检测结果发布，但这绝不意味着其他地区就没有镉大米。大米这种作物似乎对环境中的砷、镉等有毒元素情有独钟，吸收能力较其他谷物强。环境污染无疑使大米中镉、砷污染问题雪上加霜。原环境保护部和原国土资源部 2016 年 4 月 17 日发布的《全国土壤污染状况调查公报》显示：耕地污染比较严重，19.4% 不合格，重金属镉污染加重；南方土壤污染重于北方；长三角、珠三角、东北老工业基地等部分区域土壤污染问题较为突出；西南、中南地区土壤重金属超标范围较大。

我国专家们给出的建议与美国食品药品监督管理局如出一辙："增加食谱的多样化，减少对大米（尤其是单一来源的大米）的依赖"。不要餐餐吃米饭，增加摄入杂粮、豆薯等。这一点对身体较弱、新陈代谢缓慢的老年人至关重要。

误区二：复合营养素补充剂有益健康

营养素补充剂是单纯以一种或数种经化学合成或天然动植物中提取的营养素为原料加工制成的食品，由一种或多种维生素或矿物质组成。产品形式一般为片剂、胶囊、冲剂或口服液。

在第四章"老年人膳食指南"这一部分中我们已经提及过老年人营养素补充剂的使用和注意事项。对于能够进食多样化平衡膳食的大多数健康老年人来说，并不需要服用营养素补充剂；但对于特殊生理阶段的老人以及生病期或恢复期的患者等，适当服用营养素补充剂有益于健康。

有些老年人认为，多吃某些复合营养素补充剂有利于健康长寿，而且复合的营养素补充剂比单一的补充剂能够更加全面地补充人体所需的营养成分。其实不然，所谓已经搭配好的复合营养素补充剂也只能满足一部分老年人的需要，对于广大人群来说，并不一定适合；而且，有些复合营养素补充剂中所含的某些营养素已经高到超过了该营养素的安全值。此外，多元素的摄入也会影响身体的吸收，甚至弄巧成拙。中国疾病预防控制中心营养与食品安全研究所的一项研究显示，高剂量的复合营养素补充剂，对身体健康并没有什么好处，反而会增加某些疾病的患病风险。其实对于老年人来说，只要通过合理、均衡的膳食，都可以获得机体所需的营养素。

误区三：老年人食用葵花籽油或动物类油脂多多益善

许多老年人认同这样的养生观点，即植物油比动物油好，要想长寿，植物油不可少。其实不然，植物油中含有较多的不饱和脂肪酸，根据成分，不饱和脂肪酸分为：以茶油所含油酸为代表的 Omega－9 系列不饱和脂肪酸，以植物油中所含的亚油酸为代表的 Omega－6 系列不饱和脂肪酸以及以鱼油、亚麻籽油为代表的 Omega－3 系列不饱和脂肪酸。Omega－3 系列不饱和脂肪酸和 Omega－6 系列不饱和脂肪酸都是维持大脑功能的重要成分，同时它们在维持骨功能、调节新陈代谢、维护生殖系统方面起着重要作用。但是这二者的比例应当均衡，不可过多。

英国《每日电讯》2015年11月7日刊登的报道援引了一位生物分析化学和化学病理学教授的观点，他发现含有Omega-6系列不饱和脂肪酸的植物油在高温烹调过程中会产生大量的醛类物质，醛类物质有潜在的毒性，相关疾病包括心脏病、癌症、痴呆症等。此外，这篇报道还援引了一位牛津大学神经生物学教授的观点，他指出富含Omega-6系列不饱和脂肪酸的植物油如果摄入过多可能打破人体内脂肪酸的平衡。

日常生活中，我们一般摄入的Omega-6系列不饱和脂肪酸会比较多，除了植物油，鸡肉和加工食品中都含有这种成分；而Omega-3系列不饱和脂肪酸的摄入量往往不足，这种成分常见于鱼油、一些坚果、种子和少量植物油中。如果在饮食结构中Omega-3系列不饱和脂肪酸和Omega-6系列不饱和脂肪酸的摄入较为平衡，则两种物质能够共同促进健康。如果两种脂肪酸的摄入不平衡，其中Omega-6脂肪酸的摄入量过多，特别是Omega-6系列不饱和脂肪酸过多将干扰人体对Omega-3不饱和脂肪酸的利用，会加重炎症，导致各种疾病恶化。

根据中国营养学会最新版《中国居民膳食营养素参考摄入量》规定，对于一般成年人，宏量营养素可接受范围为总脂肪20%~30%，饱和脂肪酸<10%，Omega-6系列不饱和脂肪酸为2.5%~9%，Omega-3系列不饱和脂肪酸为0.5%~20%，其中属于Omega-3系列不饱和脂肪酸的DHA以及EPA因为作用较大，单独给出了参考量为每天合计0.25~2g。

另一方面，许多老年人出于节俭和饮食习惯的影响，在烹饪日常饮食时习惯用动物油。动物油的油脂与一般植物油相比，有不可替代的特殊香味，可以增进人们的食欲。特别与萝卜、粉丝及豆制品相配时，可以获得用其他调料难以达到的美味。

但是动物油中的饱和脂肪酸含量很高，即胆固醇以及三酰甘油含量极高。饱和脂肪酸会显著提高坏胆固醇的含量，而不饱和脂肪酸不具有这种效应，还拥有两种人体需要但又无法自行合成的必需脂肪酸——亚油酸和α-亚麻酸，这赋予不饱和脂肪酸阵营"不吃不行"的强力支持。因此，从20世纪70年代开始，营养学家就建议人们少吃饱和脂肪酸含量高的动物性食品，多吃除棕榈油和椰子油外的植物油、鱼肉等不饱和脂肪酸含量高的食物，来减少脂肪的摄入。多不饱和脂肪酸含量是评价食用油营养水平的重要依据。豆油、玉米油、葵花籽油中，Omega-6系列不饱和脂肪酸较高，而亚麻油、紫苏油中Omega-3系列不饱和脂肪酸含量较高。由于不饱和脂肪酸极易氧化，食用它们时应适量增加维生素E的摄入量。一般Omega-6比Omega-3应在4:1至6:1。

《食用油具体介绍》

（1）葵花籽油：葵花籽油的特点是风味突出，其中的亚油酸含量可达 60%，亚油酸属于 Omega - 6 系列不饱和脂肪酸。

（2）玉米油：玉米油的特点是多不饱和脂肪酸较多，维生素 E 较多，如果是玉米胚芽油可能还有较多的植物甾醇等有助于降血脂的成分。但要注意的是玉米油不太耐热，做沙拉酱或者色拉油比较适合，而且它的亚油酸含量也很高。

（3）棕榈油：棕榈油在常见植物油中最不容易被氧化，因此可以用来高温煎炸，但是煎炸这种烹调方法本身就不被推荐。

（4）花生油：花生油对油温要求并不苛刻，一般炒菜都可以用，味道也比较好，但是考虑到国人的饮食结构，花生油的脂肪酸结构就谈不上多健康了。建议选择市售的压榨工艺花生油，不推荐自己榨油。如果实在喜欢自己榨的话，一定要选择新鲜卫生的花生，减少强致癌物黄曲霉毒素的污染。

（5）大豆油：非常常见的食用油，其中以亚油酸为主，脂肪酸结构还是有利健康的，而且大豆油也很便宜，属于物美价廉型。但是，亚油酸尤其亚麻酸不耐高温，煎、炒、烹、炸都会使其氧化聚合，产生对身体有害的物质，因此大豆油只适合用来烧菜、炖菜。

（6）芝麻油：芝麻油也就是香油，芝麻油保留了芝麻中的大量脂溶性营养素。除此之外，脂肪酸结构与花生油类似。

（7）核桃油：富含不饱和脂肪酸，且相对于其他植物油 Omega - 6 与 Omega - 3 系列脂肪酸结构比较合理，用来做凉拌菜还是很不错的。

（8）茶籽油：茶籽油与橄榄油的成分类似，甚至单不饱和脂肪酸还略多一些，由于以国产为主，也比较物美价廉。

（9）菜籽油：菜籽油是多不饱和脂肪和单不饱和脂肪两种脂肪的很好来源。与其他油相比，菜籽油含有的饱和脂肪最少，但是所含的 Omega - 3 水平是橄榄油的 10 倍，而且将它加热到很高温度，也相对稳定。

（10）橄榄油：橄榄油是目前营养学界所推崇的地中海饮食模式的重要内容，其富含单不饱和脂肪酸；作为烹调油有助于平衡整体膳食脂肪酸比例，减少炎症。

最后总结一下：在油的选取上，建议老年人买小包装的食用油，及时用完能够避免氧化；也可以买油壶分装，带刻度方便定量；平时应当避光保存，不要放在灶台上；买个好的油烟机也很重要。

误区四：素食可以长寿

关于素食，在上一章我们已经讲解过。很多老年人认为，吃素可以长寿，因此，他们长期不沾荤腥，尤其是部分老年女性害怕吃肉食，害怕发胖，也为预防心脑血管疾病发生，于是天天吃素。虽然长期摄入高脂肪饮食容易增加患心脑血管疾病的风险，但是长期素食也不利于健康长寿。研究表明，吃素不但不能长寿，还会造成营养缺乏，引起多种慢性病，如贫血、免疫力下降、骨折、浮肿等疾病。

动物脂肪中的胆固醇是一把"双刃剑"。当其过量时会导致高胆固醇血症、动脉粥样硬化、静脉血栓形成与胆石症等疾病，对机体产生不利的影响；但另一方面，胆固醇也是人体生命活动中不可缺少的物质，如果体内缺乏胆固醇，就会造成免疫功能下降，还会促进细胞老化导致未老先衰。因此，老年人膳食最好荤素搭配，而且要多吃优质蛋白质，这样更有利于健康长寿！

从肉的种类上说，鱼肉和牛肉所含脂肪量最少，其次是鸡肉、鸭肉和鹅肉，猪肉脂肪含量最高。为减少吃肉带来的负担，老年人在注意选择肉种类的同时，别忘多搭配一些清淡的蔬菜，饮食中做到有荤有素，少肉多菜。

误区五：为了节约，经常吃剩菜

老年人爱节俭，剩菜剩饭常常舍不得扔掉，往往午饭吃剩下，就留着晚饭热了再吃，还是吃不完，就留到第二天，甚至烧一次菜吃三四天，直到吃完为止，他们一般认为剩饭菜只要不变质发馊，吃时再加热，就万事大吉了。节俭确实是好习惯，但从健康的角度来说，剩饭剩菜对人体危害很大，尤其是老年人。

饭菜里的各种营养素都会随着存放时间延长而逐渐损失，时间越长，损失越多。相对维生素和矿物质等微量元素而言，蛋白质和碳水化合物损失相对少些，但长时间存放的饭菜，还是要防止蛋白质的变质、脂肪的酸败以及碳水化合物的霉变。另外，剩饭菜会导致细菌等微生物的滋生，其产生亚硝酸盐的概率随着存放时间的延长而增加，如果没熟透就食用，容易引发胃肠疾病，老年人胃肠功能比较脆弱，尽量不吃剩饭菜。与现做现吃的"新菜"相比，剩菜中的亚硝酸盐含量明显增加。亚硝酸盐的毒性，主要在于它能够把血红蛋白氧化成为高铁血红蛋白，从而引起缺氧，导致发绀症。

需要注意的是，现做的菜肴中也有亚硝酸盐、剩菜中亚硝酸盐含量增多，是由于植物从土壤中吸收硝酸盐，肉类、鱼、虾组织中也含有硝酸盐，烹制菜肴时又加入含有硝酸盐或亚硝酸盐的调料，然后硝酸盐在一定条件下还原为亚硝酸盐。而亚硝酸盐转化为亚硝胺（及其类似物）后具有致癌性。这种反应很容易在胃内（或许还有食物中）发生，所以人们直接担心亚硝酸盐的致癌性也是有道理的。

实际上，不提倡吃剩菜，还考虑到其中有致病菌繁殖的风险及维生素含量降低的风险等，并不仅仅是考虑亚硝酸盐的问题。

怎样才能使剩菜中的亚硝酸盐少一点呢？首先，做好菜肴之后，开始吃之前就预先把"剩菜"留出来，避免筷子扒拉（相当于细菌接触，加速硝酸盐转化为亚硝酸盐）；其次，剩菜要放冰箱冷藏，持续低温，抑制细菌繁殖，避免亚硝酸盐合成；最后，吃之前要加热，杀死细菌。

误区六：没食欲的时候吃一些腌菜和加工肉类

腌菜是一种利用高浓度盐液、乳酸菌发酵来保藏蔬菜，并通过腌制，增进蔬菜风味的发酵食品，泡菜、榨菜都属于腌菜系列。腌菜最初的意义不是腌菜，而是贮藏。日常生活中，人们常将雪里蕻、圆白菜、大白菜等经腌制，加入适量的辣椒、蒜头、花椒作佐料，则可改变菜的风味，吃起来清新爽口，质嫩味鲜，香脆微辣，别有一番风味。腌制的菜的确好吃，但腌菜中的亚硝胺是造成消化系统癌症的"元凶"之一。

在北方的冬天蔬菜品种较单调，缺乏维生素 C 及 B 族维生素，酸菜、雪里蕻的食用量较大。据有关调查报导：河南省林县地区人们几乎一年四季食用酸菜，该地区的食管癌发病率较高。有人从林县酸菜中，不但检出了高含量的亚硝酸和亚硝酸盐等物质，而且还检出了白地真菌。该菌有还原硝酸盐为亚硝酸盐的作用。高量亚硝酸盐进入人体胃内，很容易与二级胺合成致癌的祸主——亚硝胺。故经常吃酸菜的确是诱发消化系统癌症的原因之一。

腌菜中亚硝酸盐的含量有一个变化过程。对于普通腌菜来说，开始腌制的时候，亚硝酸盐含量不断上升，这是因为蔬菜中含有的硝酸盐被细菌中的硝酸还原酶转变成了亚硝酸盐。在亚硝酸盐峰值的状态下，含量可以达到 100mg/kg 以上甚至更高。腐烂的菜叶中，亚硝酸盐含量就更高了。所以说，吃亚硝酸盐含量高的腌菜或者腐烂蔬菜，的确能够达到令人致病的亚硝酸盐水平。

不要以为自己家里做的腌菜就一定安全，很可能反而是最不安全的。因为家里没有纯菌种，也没有各种检测和抽查。几十年前就发现，那种自制"暴腌菜"，就是自己把蔬菜加点盐腌几天，入了味有了脆口就吃的方式，确实是增加胃癌危险的错误吃法。而按照科学工艺生产、腌制时间充分的泡菜、酸菜、酱菜、朝鲜泡菜等食品均不会引起中毒，对人体是安全的，还能提供一部分矿物质和纤维素。无异味的咸鸭蛋、咸肉、腐乳、果脯等也不会产生大量亚硝胺等致癌物。

不过，腌菜并不意味着亚硝酸盐含量一定会超标。在腌制 20 天以后，亚硝酸盐含量已经降低到 10mg/kg 以下，达到了可以正常食用的水平。接种乳酸菌的泡菜比较安全，因为乳酸菌并不会进行硝酸还原作用，故不产生亚硝酸盐。再说，腌菜很咸，每天吃的数量很少，剂量高到引起亚硝酸盐中毒的可能性微乎其微。因此，腌菜一定要在腌制足够长的时间之后才吃。虽然这种腌菜已经比较安全，但其营养价值和健康作用仍然不及新鲜蔬菜，即便消除了亚硝酸盐方面的担心，也不推荐每天大量食用。

当然，无论有没有亚硝酸盐，腌菜的另一大麻烦就是含盐量太高，从 3% 到 8%，甚至更高。从前的腌菜为了保证不会腐坏，都是尽情地加盐，含盐量甚至能达到 15%，咸得比纯盐差不了多少。但是如今的腌菜为了迎合消费者的需求，含盐量都已经明显下降，而用少量的糖和防腐剂来帮助保存。另外更重要的是，腌菜毕竟不是新鲜蔬菜，大部分腌菜中的维生素 C 含量已经微乎其微，不能替代新鲜蔬菜。所以，它们不适合大量吃，更不能因为吃了腌菜而不吃新鲜蔬菜。从营养和保健价值来说，腌菜的确远不及新鲜蔬菜，它只是对提供矿物质和膳食纤维有点用处而已。特别是老年人，需要更多地食用新鲜蔬菜来预防疾病、补充各种营养素，并养成口味清淡的良好膳食习惯，故不宜多吃酱腌菜。过去因为冬天没有足够的蔬菜，故而严重依赖于腌菜，现在市场上随时有 20 多种新鲜菜，老年人再大量吃腌菜，无论如何都非常不明智。

所谓加工肉制品，通常指超市销售的各种培根、火腿、灌肠、香肠、咸肉、腊肉、熏肉等，无论是中式风味还是西式风味，都算加工肉制品。其中通常要用盐和亚硝酸钠（或者硝酸钠、硝酸钾等）进行腌渍，产品的颜色是粉红色的。我国传统制作的一些肉制品，如镇江肴肉、平遥牛肉之类，也是要添加亚硝酸盐或硝酸盐来制作的，所以都属于加工肉制品。而日常家庭制作的卤牛肉、酱肘子、红烧肉等，因为不加盐腌渍，也不加入亚硝酸盐和硝酸盐，所以不算是加工肉制品。不过，一些烤肉店和餐馆里的肉，为了延长保质期，增加风味，保持粉红色的颜色，也会加入亚硝酸盐来腌制，因此也要列入加工肉制品的行列。

加工肉制品这类美味食品，不仅富含蛋白质，提供了致癌物生成的底物，还有丰富的脂肪，在维生素 C 存在的状态下，进一步促进致癌物的生成。加工肉制品的腌制过程中，会加入食盐和亚硝酸盐，主要是亚硝酸钠。人们拿起一个超市销售的包装好的肉肠、培根、火腿产品，只要是粉红色或深红色的产品，仔细看一下配料表，上面都会找到"亚硝酸钠"四个字。这个物质就是人们所恐惧的所谓隔夜菜里可能产生的毒物。它的作用是帮助加工肉制品展现漂亮的粉红色，控制肉毒梭状芽孢杆菌的增殖风险，延长保质期，同时产生一种火腿特有的风味。至今世界上还没有找到其他物质能完全替代亚硝酸盐的作用，所以各国均许可使用它。

肉类是蛋白质的大本营，在腌制、存放过程中，不可避免地产生蛋白质分解产物，又遇到特意添加进去的亚硝酸钠，所以它必然会产生微量的亚硝胺。这种致癌物对食管癌、胃癌和肠癌都有促进作用。如果日常多吃加工肉制品，就意味着每天给自己的胃肠里送点儿亚硝胺致癌物进来。此外，如果香肠经过烟熏处理，火腿经过油煎处理，还会因为受到高温而产生杂环胺、苯并芘等致癌成分。

加工肉制品比新鲜的肉更加危险，其中的亚硝酸盐已经分解，而致癌物却可能隐藏其中。大量的流行病学调查发现，经常吃加工肉制品会增加患结直肠癌的风险，而且对患前列腺癌、胰腺癌等风险也有促进作用。部分研究还提示加工肉制品可能与患乳腺癌的风险相关。也就是说，和不常吃加工肉制品的人相比，爱吃它们、常吃它们的人，有更大的机会患上以上癌症，特别是肠癌。肠癌在我国是一个发病率上升最快的癌症，30 年前几乎无人知晓，现在却已经见惯不惊。毕竟肠道属于消化道，它和饮食的关系特别密切。吃过多的加工肉制品、过多的煎炸熏烤食物、过多的红色肉类、过多的脂肪，同时全谷杂粮吃得太少，蔬菜水果吃得太少，都会增加患肠癌的风险。研究证据也确认，哪怕平均每天只吃两片培根那么少的加工肉制品，都会增加患肠癌的风险。

除了腌菜和加工肉制品以外，人们在日常生活中也难免会接触到微量的多种致癌物。动物实验早已表明，在动物性蛋白质和脂肪过多的情况下，很多致癌物的效果可能会增强。红肉中的血红素铁容易被人体吸收利用，体内过多的铁也会提升癌症和心血管疾病的风险，特别是在男性当中。同时，过多的红肉类食物（所有哺乳动物的肌肉，比如牛、猪、羊、马等）对大肠菌群平衡有不利影响，而一些有害菌增殖会产生致癌代谢产物。世界卫生组织下属的国际癌症研究机构对使用红肉和加工肉制品的致癌性进行了评价，2015 年 10 月 26 日发布报告指出，加工肉制品被列为"对人类致癌"一类，红肉"可能对人类致癌"。在全谷杂粮、豆类薯类、蔬菜水果等富含纤维、抗性淀粉、抗氧化物质的食物摄入不足的情况下，这些有害发酵产物更可能发挥致癌效用。故而，经常吃大量红肉是不利于预防癌症的。

除了这次提到的加工肉制品，含有亚硝胺这类致癌物的食物还有不少，其中包括以前已经上了一类致癌食物榜的咸鱼，还有日常人们喜欢吃的鱼片干、鱿鱼丝、海米、虾皮等等。凡是富含蛋白质的食物，做成腌制品、干制品之后都有产生亚硝胺类物质的危险。保存不当的海产品腥味明显，说明蛋白质分解较多，胺类物质"资源丰富"，而这些水产品中本身就含有硝酸盐和亚硝酸盐，与胺类结合之后，就会产生更多的亚硝胺类物质。吃这些食物不可以太多，老年人除了正餐之外的零食、辅食也不应选鱼片干、鱿鱼丝之类的食物。购买海产干制品要选择腥味小、干燥状况好的，买回家之后最好密封冷藏保存，延缓细菌对蛋白质的分解作用。

不过虽说如此，加工肉制品也不是一口都不能吃。砒霜只要吃一丁点儿就会致人死命，而加工肉制品是在多年之后才可能看到严重后果，它们的毒性不可同日而语。从致癌性角度来说，它也没有烟草那样效果强烈。把火腿等加工肉制品和砒霜、烟草之类并列，只是说它们都有可能增加癌症风险的可靠证据，而不是说它们的毒性完全相同。火腿、培根、香肠之类，为健康考虑，建议只是"偶尔食用"，比如每个月只食有两三次，或者周末、假日、年节时享用一下；而且，它们也要纳入肉类食物的总量限制。比如说，这顿吃了火腿，就不必再加上红烧肉了。偶尔吃既能保证身体尽量少接触致癌成分，也不妨碍老年人生活中的美食感。很多情况下，天天该吃什么吃什么也就没意思了，节日偶尔放纵口味，更能感受到生活的丰富和欢乐。

膳食中过多的蛋白质、过多的脂肪，无论如何，都不利于健康。在同样的致癌物水平下，摄入蛋白质和脂肪多的人，受害很可能更大。《中国健康调查报告》中所说的那些研究结果，与其说是归罪于奶制品，还不如说是提示老年人不要过度追求大量动物性食品，不要过分追求油腻厚味的所谓"美食"生活，推荐老年人尽可能在家自己烹调用餐，按照上一章"老年人膳食指南"合理安排自己的一日三餐，在很多方面有所节制，养成良好的生活方式。

保护老年人的健康，主要靠合理选择和食用各种食物。好的饮食习惯能帮助老年人达到营养平衡，保证身体代谢正常稳定，提高对多种有害物质的清除能力和解毒能力，从而大大降低多种癌症、中风、心脏病和糖尿病等常见疾病的危险。

误区七：膳食纤维摄入越多越好

现代人生活水平提高了，所以一些"富贵病"如高血压、糖尿病、高血脂等也逐渐地平民化。引起这些疾病的罪魁祸首之一就是摄入过多的精细及油腻的食物，因此很多人尤其是老年人把目光投向了粗粮及蔬菜。老年人由于胃肠功能逐渐退化，平时适量地吃些粗粮或含纤维丰富的蔬菜对缓解便秘是有好处的，而且还有降低胆固醇、高血压及高血脂的作用。

虽然膳食纤维对人体有诸多好处，如可预防便秘、降低多种癌症风险、降低胆固醇及血脂、帮助控制血糖及体重等，但是如果长期大量摄取膳食纤维会阻碍老年人吸收重要的矿物质，如钙、铁、锌、铜等，长此以往会导致营养不良。此外，膳食纤维中的果胶易带来饱腹感，纤维类食物吃得过多，占了胃容量，其他食物相对就吃的少，这对一些进食少的老年人来说，易造成热量摄入不足，或蛋白质、脂肪及其他重要营养素摄取不良的情况；还会造成反酸，因为膳食纤维在胃中排空的时间长，如果食用过量会造成反酸，严重的还会造成食物反流，对食管会造成伤害；也会造成肠道堵塞，膳食纤维在肠道中如果缺水会导致肠道堵塞，严重的会发生急性肠梗阻，所以食用膳食纤维时一定要多喝水。短期摄入大量的膳食纤维，大肠内所有的水分还不够被膳食纤维吸收的，那也会出现便秘，甚至这种便秘更加严重。这个道理就像"和面"一样，适当的面粉＋适当的水＝OK。当面粉过多的时候，面就和不起来，因为太干燥了。

粗粮和细粮都是粮食，如果不控制总量，一味多吃粗粮同样会造成能量过剩，血糖超标。粗粮中的微量营养素含量虽然较细粮多，但所含有的膳食纤维会影响其吸收；细粮里维生素、矿物质等微量营养素含量比粗粮少，但是消化吸收率高。所以营养师强调吃粗粮要适量，粗细搭配，而不是一味强调只吃粗粮，放弃细粮。

误区八：老年人喝咖啡不利于身体健康

咖啡是当今世界上消费量最大的一种饮料。近年来，我国似乎也悄悄地出现了一股"咖啡热"。相当一部分老年人，尤其是一些老年知识分子，也养成了喝咖啡的习惯。

不知为何，过去大家一直认为喝咖啡不好，有损健康。但现在这种看法已经完全被颠覆了，大量的、越来越多的证据表明，喝咖啡对健康有益，包括降低 2 型糖尿病、心血管疾病和神经障碍疾病等的发生率。为此，2015 年版《美国居民膳食指南》强调，每天 3 ~ 5 杯咖啡（每杯约 240ml，以咖啡因计不超过 400mg/d）是健康饮食的一部分。

1. 老年人喝咖啡可以预防老年性痴呆症

研究发现，坚持喝咖啡的老年人比不喝咖啡的同龄人在身体方面更有活力；并且，这些喝咖啡的老年人，认知力衰退也相对较小。2012 年的研究报告指出，对于有轻度认知功能障碍的患者，喝咖啡有助于避免在接下来的 2 ~ 4 年内发展为老年性痴呆症。2015 年的一项研究报告说，咖啡因摄入有助于增强记忆力。另外，咖啡对帕金森病患者的神经保护作用是公认的。研究者认为，在全世界消费最多的咖啡、水和茶 3 种饮料中，咖啡具有激活认知力的作用。此外，咖啡还可增强血液的抗氧化能力，并提供保护作用，以防止自由基对神经系统的破坏。老年人每天喝 3 杯，可以增强记忆力，减少患老年痴呆症的风险。

2. 老年人喝咖啡可以延年益寿

研究发现，相比那些不喝咖啡的同龄人，喝咖啡的老年人不管喝的咖啡含不含咖啡因，死亡率都要更低一些。研究人员发现，咖啡和死亡率降低之间的关联，随着咖啡饮用量的增加而加强。相比于不饮用咖啡的人，那些每天饮用三杯以上咖啡的人死亡率大约降低 10%。饮用咖啡的老年人死于心脏病、呼吸疾病、中风、外伤、意外事故、糖尿病和传染病的概率较低。中国营养学会编著的《食物与健康——科学证据共识》上称，有 20 项研究（其中日本 3 项、欧洲 8 项、美国 9 项）调查了 97 万余人，发现喝咖啡能降低总死亡率（排除年龄、吸烟、饮酒和肥胖等相关因素）。咖啡降低总死亡率的作用似乎对亚洲人作用更强，而且没有性别差异。

3. 老年人喝咖啡可预防胆结石

胆结石主要是由胆固醇形成的块状结晶。高脂肪食物可能引起胆结石。研究认为咖啡因能防止胆固醇形成结晶，通过增加人体热量消耗的方式减少脂肪的储存；减少胆囊在胆结石形成之前对流体的吸收，增加流经胆囊的胆汁量。每天喝两到三杯咖啡的男性，得胆结石的概率低于 40%。

4. 老年人喝咖啡可以降低心血管疾病风险

根据中国营养学会编著的《食物与健康——科学证据共识》，有 36 项研究调查了约 128 万人（覆盖美洲、欧洲和亚洲），发现饮用咖啡（指健康人群）可以降低患冠心病和脑卒中等心血管疾病的风险，其作用在每天喝 3~5 杯时最为明显。之前我们已经知道咖啡因可以使血压短暂性升高（持续 2~3 小时），但长期摄入咖啡并不会增加患高血压的风险，反而对血压、血管等有益，原因是咖啡里的咖啡因升压作用微弱，并可被其对心血管的保护作用所中和，比如咖啡豆含有的抗氧化物质可以降低血脂。喝咖啡可以降低未来 10 年内患冠心病的风险，甚至还能预防心力衰竭；而且喝咖啡与心律失常没有关系，心律失常者也可以喝咖啡。

5. 老年人喝咖啡可以放松心情

咖啡之所以受到欢迎是因为它能提神醒脑，咖啡中的咖啡因刺激人的中枢神经，使得头脑较为清醒，思考能力充沛，注意力集中，从而提高工作效率。2011年的一项研究表明，每天喝 2 到 3 杯咖啡的妇女与那些每周喝不到一杯咖啡的妇女相比，其发生抑郁症的风险可降低 15%；而每天喝四杯以上抑郁症发病率可降低 20%。实验表明，一般人一天吸收 300mg（约 3 杯煮泡咖啡）的咖啡对一个人的情绪会带来良好的影响。老年人适当地喝咖啡可以预防心情郁闷。

6. 老年人喝咖啡可以预防肾癌

咖啡中富含抗氧化物质，可能会帮助肾脏细胞免受损害。此外，咖啡的某些成分能增强人体对胰岛素的敏感性，改进肾功能，久而久之可能就会对肾癌产生一定的预防作用。研究发现，每天喝三杯以上咖啡的人与平均每天喝咖啡不足一杯的人（也不喝茶）相比，患肾癌的风险要低 16%。

7. 老年人喝咖啡可以降血糖

咖啡会对高血糖患者产生一定的作用，使其胰腺分泌出一定量的胰岛素。胰岛素对控制血糖水平很有帮助。虽然咖啡是具体如何产生作用的我们还不清楚，但科学研究已经表明，咖啡中含有黄烷醇，这对人的血液循环系统有一定的益处，并能提高胰岛素的灵敏程度。根据中国营养学会编著的《食物与健康——科学证据共识》，有48项研究调查了148万多人（包括美洲、欧洲和亚洲等国家的人群），发现喝咖啡可降低糖尿病发生的风险，且作用显著。与不喝咖啡者相比，每天饮用咖啡可以降低糖尿病风险25%～31%，而且这种作用与地区、性别和种族无关。比如其中一项研究调查了2300多位中国台湾人，也得出了类似结论。这些研究发现，经常饮用咖啡具有改善糖代谢和胰岛素分泌的作用，并显著降低糖尿病的风险。有专家分析这可能与咖啡含有的"绿原酸"有关。

但是，老年人大量饮用咖啡也有一些应当注意的问题：

（1）老年人所饮咖啡，不宜过浓。浓咖啡能使人心跳加快，引起早搏、心律不齐及过度兴奋、失眠等，从而影响休息和恢复体力。晚上更不宜喝咖啡。

（2）患有动脉硬化、高血压、心脏病的老年人，最好不要喝咖啡。美国科学家研究表明，心脏病患者平均每天饮用1～5杯咖啡，发生心肌梗死的机会要比不喝咖啡者增加50%左右；平均每天饮用6杯以上者，其发病机会还要增加1倍。日本学者研究也证明，喝咖啡的人，饭后2小时，其血中的游离脂肪酸增加，同时血糖、乳酸、丙酮酸也都升高，这是因为咖啡因有升高血脂的作用。

（3）患有溃疡病的老年人，也不宜喝咖啡。因为，咖啡有刺激胃酸分泌的作用，而胃酸又可引起溃疡病的加重，导致疼痛、出血等。

（4）常饮咖啡的老年人，应注意补钙。15项研究（涉及25万多人）发现，每天饮用咖啡超过3～5杯会增加女性骨折的风险，且喝咖啡越多则骨折风险越大。不过，男性似乎相反，骨折风险反而降低。这说明，钙的营养状况或骨骼健康程度是影响咖啡益处的重要因素。据测定，喝2杯咖啡将损失15mg的钙。因此，研究者指出，常饮咖啡的成年人，每天需补充100mg的钙，或喝牛奶1～2杯，也可吃豆类、黄花菜、芝麻酱、虾皮、海带等含钙丰富的食物，以弥补因喝咖啡引起的钙损失。

（5）有饮酒习惯的老年人，饮酒后不宜喝咖啡，因为咖啡因能增加酒精引起的损害。酒后用咖啡醒酒，对健康很不利。

（6）患有糖尿病的老年人，喝咖啡则不宜放糖。

（7）喝咖啡会导致血压短暂性升高，引起或加重患焦虑、失眠、震颤和青光眼的风险。

误区九：食疗能除百病

中医讲五谷为养，蔬果为助，也就是说人体主要是靠五谷来维持，蔬菜水果是辅助五谷杂粮的。中医养生分内养和外养，内养养的是精、气、神，外养就是皮肉、筋骨。中医特别注重的是内养，而现在所谓的养生专家，讲的都是外养，比如怎么出，怎么锻炼，如果内养出了问题，单用吃的方法来解决，是不够的，还应增加适量的运动。这也有一定的道理。任何人如不做运动，器官组织都会衰退，抗病能力也会减弱。如吃完饭就急着上床睡觉，或是窝在沙发里不动，就会使血液全集中于胃肠道，而造成脑部缺氧。

老年人合理的运动可以促进身体的新陈代谢，使组织器官充满活力，而且能增强和改善机体的功能。据报道，凡是健康长寿的老人，都经常坚持运动和锻炼。但心功能不全者除外，患有此类疾病的老年人要以静养为主，避免过多活动。

因此，老年人要适当进行一些运动。比如在家弄弄花草、打扫房间、搬花盆、换鱼缸水、打太极、跳集体操等活动，均能促进血液循环和细胞代谢。

误区十：肉骨头汤补钙

众所周知，人体中99%的钙质存在于牙齿和骨骼中，支持人体的运动和咀嚼能力。猪、牛等动物也一样，体内的钙质主要在其骨骼中。老年人适当地补钙可以减少体内钙的流失，有利于防治骨质疏松，根据中医"吃啥补啥"的理论，很多老年人都会用猪、牛等动物的骨头熬汤，认为肉骨头汤是补钙的佳品，能够将骨头中含有的钙熬进汤里，通过喝汤就能达到补钙的效果。这一想法虽好，却存在很大误区。

最近研究表明，肉骨头汤中含钙量并不高。有人试验，用1kg肉骨头煮汤2小时，汤中含钙量仅20mg左右，且肉骨头汤脂肪含量很高，而老年人每日钙的需要量是1000~1500mg。一般煲汤都是用水而不加任何的酸性调料，汤中不会形成钙沉淀，故汤中钙含量实际上与水中的钙含量相近，其数值并不高。想要提高汤中的含钙量，除非将骨头一直熬成骨头渣，连渣一起摄入。但实际上，人们通常不会这么做。

老年人只用肉骨头汤补钙是远远不能满足机体需要的，应当用牛奶或钙制剂补钙。虽然骨头汤含一定量钙，但吸收率较低，又属于高脂肪、高嘌呤食物，因此，喝骨头汤补钙并不是最好的补钙方法。过量饮用骨头汤还容易摄入沉积在骨头上的铅、汞等重金属元素。

误区十一：早餐的错误吃法

在上一章，我们已经介绍了老年人合理的一日三餐，但是需要特别注意早餐的质量，有些大众菜单并不适合老年人。

早餐吃得过多：很多老年人意识到了吃早餐的重要性，因此进食大量食物，但往往都是高蛋白、高热量、高脂肪类的食物。这类食物不但会加重胃肠道负担，使本来消化能力就不强的老年人无法消化，还存在热量高的问题。

油条 + 豆浆：油条和豆浆是传统早餐的搭配，受到很多人的喜爱。这款早餐组合适合于油脂摄入不足的人群。但现在老年人油脂摄入过高，经常吃这样的早餐就不太合适了。因为油条属于高温油炸食品。高温油炸及油条中使用的钒会破坏面粉的营养成分并产生致癌物质，不利于健康。豆浆的蛋白质含量并不算太高。所以这款组合存在高热量、高脂肪、低蛋白、低膳食纤维、低维生素等问题。

鸡蛋 + 牛奶：同中式的油条加豆浆一样，这也是一款不健康的早餐搭配，属于蛋白质超标的搭配。能量摄入应该以碳水化合物为主，只进食高蛋白质食物，蛋白质会在体内转化为碳水化合物，增加肝脏和肾脏的负担。

只吃稀饭：稀饭虽好，但有很多老年人早餐习惯喝点粥就解决了，这样吃同样存在营养素摄入不均衡的问题。稀饭主要提供的是碳水化合物，而缺乏蛋白质、脂肪、维生素，长期食用会出现胆囊疾病。

误区十二：老年人不宜食用豆制品

豆制品是消化功能低下的老年人理想的食品，富含钙、镁、铁等矿物质，对机体骨骼和牙齿的生长、预防骨质疏松、保护心脏等方面有益。发酵性豆制品中维生素含量较高；大豆及其制品中不含胆固醇，脂肪含量低，且主要为不饱和脂肪酸，是低脂、高蛋白食物，对于患有高血压、肥胖、心脑血管疾病的老年人是良好的食物选择；豆制品含有众多生物活性物质，例如大豆皂苷、大豆异黄酮、大豆多肽、大豆低聚糖、大豆磷脂、植物甾醇等，具有降血脂、抗氧化、抗衰老、抗肿瘤、调节免疫等作用。

有人不建议人们吃豆制品的其中一个很重要的原因，就是因为豆制品被认为是高嘌呤食物，不但患者深信不疑，一些医务人员也这样认为。《亚太临床营养杂志》2011 年的一篇报告调查了亚太地区的医学工作者，结果有 48% 的人认为大豆制品会导致痛风。

但是，据有关调查，通过豆制品摄入的嘌呤总量并不多。关于食物中嘌呤含量的数据，目前还没有十分权威的数据来源，并且各种不同来源的大豆嘌呤含量相差也较大。虽然在同等重量的前提下，豆类嘌呤含量与瘦肉类相似，但须注意的是，我们在日常生活中对豆类与肉类的摄入量却相差较远。我们可以进行比较：100g 瘦肉相当于 1 块半大排大小，这很容易在一顿丰盛的大餐中摄入并可能超量摄入；但是，如果每餐摄入 100g 大豆就有些困难了。同时，在豆制品加工、制作、烹饪过程中，有相当一部分嘌呤会溶解于水中而被去除，所以，吃同样重量的豆制品，摄入的嘌呤又要比直接吃黄豆少得多。总结下来，我们可以发现摄食豆制品给我们带来的嘌呤含量是有限的。

与肉类相比，豆制品中嘌呤组成有差异。除摄入量不同外，豆制品与肉类中的嘌呤组成种类也有很大的差别。目前发现大豆中嘌呤的组成以腺嘌呤和鸟嘌呤为主，占嘌呤总量的96%以上；而肉类中的次黄嘌呤和黄嘌呤含量相对较高，占嘌呤总量的60%以上。嘌呤组成不同对最终尿酸的生成也会造成影响，因为在代谢时，腺嘌呤转化生成尿酸的步骤繁琐，速率较低，而次黄嘌呤可直接经过黄嘌呤代谢成尿酸，相对直接。

美国一项研究对20年中730例新发痛风患者饮食习惯、饮食频率进行调查分析，结果显示，海鲜和肉类摄入量高的人群痛风的发生率也高；而富含嘌呤的植物性食物，例如豆制品等摄入量高的人群未见其与痛风发作有明显的相关关系。因此，痛风患者适量食用豆制品不会过多增加嘌呤摄入。

因此，我们建议老年人适量摄入豆制品不会引起机体血尿酸水平升高及痛风发作。食用豆制品前经热水浸泡漂洗，可进一步减少嘌呤的摄入。适量摄入豆制品既可帮助我们维持均衡的膳食结构，保证营养摄入的全面，又可满足大家对美味的追求。

第六章　适合老年人的运动方式

衰老是生命不可抗拒的自然规律。随着年龄的增长，人体会在生理上出现一系列退行性变化，导致老年人在生理功能上出现许多障碍和病变；但运动对于老年人的身心健康依然至关重要。适当的运动不仅能减缓肌肉萎缩的速度、促进血液循环、增强心肺功能、防治骨质疏松、增加食欲、促进肠道蠕动等，同时由于在运动过程中需要积极调动大脑各个区域，还兼有预防老年性痴呆症、抑郁症、提升价值感和存在感，改善睡眠等功效。

不是所有的运动都适合老年人，也不是运动量越大越好，否则就很容易偏离老年人运动的初衷——健康。科学运动的关键在于制定安全、合理和人性化的运动方案。

一个科学的老年人运动方案首先建立在对衰老生理变化规律的尊重，而尊重的前提是充分了解老年人的各项生理功能，因此老年人在开始运动前有必要接受必要的评估，评估项目包括血压、脉搏、心肺等重要器官的功能、业已存在的基础疾病、以前的运动量、个人喜好、性格，人文环境甚至心理与智能状况等。让我们具体看看老年人的生理特点以及《中国居民膳食指南（2016）》是如何建议老年人运动的。

第一节　老年人的生理特点

一、呼吸系统

老年人呼吸肌萎缩，胸廓变形、变硬，顺应性降低；呼吸频率及深度受限；呼吸道黏膜和肌纤维萎缩；呼吸道管腔扩大，无效腔增加；肺组织萎缩，毛细血管减少，肺泡变薄，弹性减退，肺泡扩张，易形成老年性肺气肿。

二、循环系统

人到老年，即使在健康状况下，心脏组织也产生明显的退行性变化，如心肌纤维减少，脂肪组织增加。这些都使得心肌顺应性和收缩效率降低，功能明显减退，容易发生心力衰竭。心血管系统的普遍改变是血管弹性纤维减少，动脉粥样硬化，造成管腔变硬和管腔变窄，导致器官血流量减少，故易引起老年人血压增高、心肌缺血。

三、神经系统

脑细胞逐渐萎缩，大脑体积缩小，脑重减轻，脑回变窄，脑沟变宽，脑室和蛛网膜下隙扩大，脑脊液增多，脑血管发生程度不同的硬化，血流量减少，脑组织内营养物质的含量和代谢水平降低，氧供应不足，出现记忆力减退，视力和听力减弱，反应迟钝及运动不准确等功能衰退的表现。

四、空腔脏器

胃肠平滑肌萎缩，弹力减退，韧带松弛，容易发生胃下垂、食管憩室等。胃肠黏膜萎缩，胃肠道消化液分泌减少，消化酶活力下降，导致营养成分的吸收功能降低；肠蠕动减慢，极易发生便秘，也间接影响食欲与消化功能。由于平滑肌纤维萎缩，器官或管腔变小，如膀胱变小，老年人夜尿量增加。

五、实质脏器

牙齿疾患较为普遍，牙齿缺失者也不在少数，严重影响其咀嚼功能。味蕾萎缩常影响着甜与咸两种味觉，有的伴有嗅觉改变，从而使食欲发生改变，食物种类受限。

肝、肾、胰、脾等均萎缩，结缔组织增生，导致功能减退。肝脏实质细胞数目减少，肝脏缩小，血流量减少，发生不同程度的肝功能损害。胰脂肪酶分泌减少，常引起脂肪吸收延迟。肝脏功能改变，使肝内糖原、抗坏血酸及核糖核酸都减少，蛋白质合成下降，酶活力降低，胆酸分泌下降，胆囊壁的变薄影响着胆汁的排泄。肝脏功能的改变、肝内贮糖原的减少，均易使老年人在长时间负荷时引起低血糖以及老年人低蛋白血症。肾脏组织结构的改变，如肾单位的萎缩，酶活力下降，常使肾功能有所下降，高蛋白易引起尿毒症；过量的水分会增加心脏的负载；电解质平衡也会受到干扰；肾脏转化维生素 D 的能力下降，而增加了对维生素 D 的需要。由于肾循环血管硬化狭窄，老年人肾血流量减少，使肾清除率下降。同时肾小管退变，使分泌和重吸收功能减退，对电解质的排泄减少，调节水、盐平衡功能降低。

六、内分泌和免疫系统

尽管目前学术界对老年人的激素代谢状况尚有不同意见，但从血浆中激素水平和体内受体的敏感性的分析测定中仍可见到激素的改变。老年人脑下垂体功能的改变最明显，表现在影响基础代谢，使之降低。老年人甲状腺也可能有萎缩，这也是降低代谢率的因素之一。

此外，糖尿病、肥胖等也无不与激素改变有关。老年人脑下垂体功能的减弱，不仅影响着基础代谢，也常影响整个代谢。如当机体过负载时，就难以动员体内脂肪以支持能量代谢，而使得需要更多的葡萄糖和糖原并生，以致引起蛋白质的分解和代谢加强。

性腺表现十分明显，老年男性睾丸功能减退，生殖能力随之减弱并最终丧失；老年女性性激素分泌减少，不仅影响生殖功能，还易引起骨组织代谢和心血管等方面的改变，如血液中胆固醇含量增加，引发冠心病、骨质疏松，易骨折。雌激素的减少，则是引起老年妇女骨质疏松的重要原因之一。

在老年，各种类型的淋巴细胞数量比例失调和活动改变，使机体防御感染的能力减弱，自身稳定功能紊乱和免疫监视功能减退。因此老年人易受到细菌、病毒感染，自身免疫性疾病发生率也较高。

七、代谢与能量消耗下降

据测定，人从出生后，组织耗氧与基础代谢就不断下降。与中年人比较，老年人大约降低10%～20%；同时老年人体力活动量也相对有所减少，使总能量代谢明显改变。代谢率的降低，常需要一个调节控制的适应期，以维持代谢的平衡。这种调控的失衡，则会使体脂含量的比例增高，或者即使减食也不能控制体重的增长。

八、细胞功能下降

随着年龄增长，体内代谢类型逐渐由合成代谢占优势转为劣势，分解代谢相对增强，以致合成与分解代谢失去平衡，引起细胞功能下降，体内成分改变，体内脂逐渐增加，瘦体（去脂）组织逐渐减少，出现肌肉萎缩，体内水分减少等改变。细胞的改变（老化）不可避免地影响其他代谢的改变。

老年人在葡萄糖、脂类代谢中合成、降解与排泄能力改变，胆固醇在饱餐后明显上升，表明组织对胆固醇的利用减少，因而使脂类在体内组织及血液中积累。骨骼成分改变，骨密度降低，尤以绝经妇女骨质减少最明显。膳食营养因素对绝经期妇女保持骨钙量影响较大，如膳食中蛋白质摄入过低，低磷，低维生素D，草酸、植酸含量过高等都会影响钙的吸收与利用。

第二节　积极参与户外活动

老年当然不是运动的禁区。老年人不爱动，对于延缓衰老一点好处都没有。老年人应该适量运动，因为运动可以改善肺活量，有利于促进食欲，减少抑郁和焦虑情绪，便于睡眠。《中国居民膳食指南（2016）》建议老年人应该天天运动，尤其多一点户外活动。户外活动时接受紫外线照射，有利于体内维生素 D 的合成，对预防或延迟骨质疏松的发生大有好处。

《中国居民膳食指南（2016）》建议活动量为每天户外锻炼 1～2 次，每次 30～60 分钟，或每天活动量折合应达到至少六千步。运动量应根据自己的体能和健康状况随时调整，量力而行，循序渐进。强度不要过大，运动持续时间不要过长，可以分多次运动，每次不少于 10 分钟。最好要有运动前的热身准备和运动后的整理活动，以避免运动不当造成的损伤。以轻度的有氧运动（慢走、散步、太极拳等）为主；身体素质较强者，可适当提高运动的强度，如快走、广场舞、球类等。活动的度以轻微出汗为宜。

一、安全运动，防护第一

（一）忌激烈竞赛

老年人不论参加哪些项目运动，重在参与、健身，不能争强好胜，与别人争高低，否则激烈竞赛不仅体力承受不了，而且还会因易碰撞、摔倒、激动，极易发生意外。运动时尤其要注意关节损伤。对于体重较大的老年人和关节不好的老年人，应避免爬山、登楼梯、骑自行车爬坡等。

（二）多种运动

选择多种运动项目，尤其是能活动全身的项目，使全身各个关节、肌肉群和多个部位得到锻炼。

（三）舒缓自然

运动前后要做准备或舒缓运动，顺应自己的身体状况，动作应该简单缓慢，不宜做负重憋气、用力过猛、旋转晃动等剧烈的运动。

1. 忌负重憋气。老年人多有肺气肿，若憋气用力，会因肺泡破裂而发生气胸。憋气也会加重心脏负担，引起胸闷、心悸。憋气时因胸腔的压力增高，回心血量以及脑供血量减少，易发生头晕目眩，甚至昏厥。憋气完毕，回心血量骤然增加，血压升高，易发生脑血管意外，因此像举重、拔河、硬气功、引体向上、爬绳等需憋气的运动项目，老年人不宜参加。

2. 忌用力过猛, 急于求成。老年人对体力负荷适应能力差, 因而在运动时应有较长时间适应阶段, 一定要循序渐进, 切忌操之过急。

3. 头部位置不宜过分变换。老年人不宜做低头、弯腰、仰头后侧、左右侧弯, 更不要做头向下的倒置动作, 原因是这些动作会使血液流向头部, 而老年人血管壁变硬, 弹性差, 易发生血管破裂, 引起脑出血。当恢复正常体位时, 血液快速流向躯干和下肢, 脑部发生缺血, 出现两眼发黑, 站立不稳, 甚至摔倒。

4. 忌晃摆旋转。老年人协调性差, 平衡能力弱, 腿力发软, 步履缓慢, 肢体移动迟钝, 像溜冰、荡秋千及各种旋转动作应忌讳, 否则易发生危险。

(四) 适度运动

要根据自身状况选择适当的运动时间、频度和强度。一般认为每天户外锻炼1~2次, 每次1小时左右, 以轻微出汗为宜; 或每天至少6000步。注意每次运动要量力而行, 强度不宜过大, 运动持续时间不要过长, 可以分次运动。

二、老年人的运动强度和时间

老年人健身运动不是要追求运动强度, 而是靠运动的积累作用。也就是说, 老年人健身运动要求长期坚持才能产生综合效应。一般推荐老年人的运动强度, 以心率计算时应小于70%最大心率。对于保持心脏代谢健康的运动强度, 可低于50%最大心率, 以低到35%~50%最大心率为宜。老年人在服用某些药物时, 如倍他乐克和氨酰心安等, 不能用心率来测定运动强度, 可采用自觉运动强度分级表来判断运动强度, 9~11级即为有点感觉, 这个强度适于老年人健身运动。

运动, 其实是个聆听自己身体声音的过程。跑步的强度, 身体自然会告诉你。运动自觉强度由瑞典学者提出, 是一个行之有效的强度分级方式。共有6~20的分级, 6是指完全休息不动, 20则是极限 (表6-1)。

表6-1 运动自觉强度的自我感觉及具体描述

运动自觉强度	自我感觉	具体描述
6	没有用力的感觉	
7	极轻松	
8		
9	非常轻松	
10		
11	轻松	可唱歌
12		
13	有点喘	尚可聊天

续表

运动自觉强度	自我感觉	具体描述
14		
15	喘	可说单字
16		无法说话，但头脑清楚
17	非常喘	需要集中精神以维持速度
18		痛苦及精神恍惚，开始挣扎
19	极喘	快脑死般痛苦
20	极限	快挂了

老年人应根据个人情况，每周运动 3～7 天，每天运动 10～60 分钟；采用间歇运动，即分几次完成，每天积累活动的时间从 20 分钟至 60 分钟。每周可做两次肌训练，将肌力训练的动作分组进行，每组的动作为 2～3 个，每个动作的抗阻力强度以自身能耐受为宜，每组之间休息时间为 0.5～2 分钟。要将灵活性和协调性运动作为准备运动的一部分，如运动前做下肢牵伸运动，可防止运动中引起腰及腿部肌肉拉伤；也可以在步行中配合几节四肢协调运动的体操动作。

三、制定运动方案时的注意事项

为了最大限度地获得运动训练的有效性，应注意以下问题。

（1）对于那些因身体素质很差、功能受限或有慢性疾病影响他们参与体力活动的老年人，刚开始参加体力活动时，强度要低，运动持续时间不要太长。

（2）渐进性体力活动必须是个体化的、特制的、可以承受的、有兴趣的；保守的方法对于大多数身体素质差和活动功能受限的老年人比较适用。

（3）使用举重力量练习器械进行急性力量训练时，前几次训练课应该有能够认识到老年人的特殊需要和运动能力的专业人士的密切监督和指导。

（4）制订早期运动计划时，对于体弱的老年人，抗阻力活动之前应先进行有氧运动。

（5）老年人应该逐渐地超过所推荐的最小体力活动量，当他们愿意提高体能时，可以试着继续增加运动量。

（6）如果老年人患有慢性疾病，无法达到推荐的最小运动量，也应当尽可能地做些可以耐受的体力活动而避免静坐少动状态。

（7）老年人应当尽量超过体力活动最小推荐值以加强慢性疾病的控制，因为众所周知，较高水平的体力活动具有治疗作用。

（8）加入一些行为策略，如社会支持、自我效能、健康选择的能力、安全感，这些都可能促进参与规律的运动项目。

（9）坚持经常性运动训练。老年人感觉与记忆力下降，应反复实践掌握动作的要领，宜参加个人熟悉、有兴趣的运动项目。

（10）选择喜爱并能坚持的运动，老年人在选择锻炼项目时，要结合自身的生理特点、健康状况、锻炼目的以及个人兴趣加以综合考虑。锻炼的目的首先是提高锻炼兴趣，养成锻炼习惯，以便长期坚持下去。实践表明能长期保持锻炼习惯而成功的人，就是那些掌握自身情况而长期坚持的人们。

总之，所有老年人应该有个体化的运动或体力活动计划指导，且这个计划能够满足他们的需求和个人爱好。

四、老年人合理的运动方案

推荐老年人适宜的运动方式包括心肺耐力运动、肌肉耐力、肌力、灵活性和协调性运动，如步行、快走或慢跑间歇进行。

（一）有氧耐力运动

步行、慢跑、跳舞、骑车和游泳等运动均为有氧运动。参加这些运动有利于提高心肺功能，适于健康老年人和有心肺疾病的老年患者。老年人因年龄、性别和兴趣的差异，选择的运动方式也不同，应减少或避免参加比赛和较激烈的运动项目。在超过 65 岁的老人中，只有较少的老年人可以参加游泳和骑车运动。还应鼓励老年人在日常生活中也要活动，如园艺、旅游、家务劳动、购物等，这些体力活动的积累作用与其他运动方式结合可发挥增加能量消耗、减少脂肪沉积的作用，从而预防和改善心脏代谢综合征。为了促进和维持健康，老年人应当适当进行有氧运动。如果老年人由于慢性疾病而不能达到这些体力活动水平，他们可以根据自身的能力和状况安排活动。

（二）肌肉耐力和肌力运动

举哑铃、打沙袋、练习拉力器等都是可以提高肌肉耐力和肌力的运动。对于老年妇女尤其是伴有骨质疏松或者腹部脂肪堆积的人，进行腰背肌、腹肌、臀肌和四肢肌肉的练习有利于骨钙的沉积以及腹部脂肪的减少。老年人进行上述运动时，要以大肌肉群运动为主，运动中避免憋气和过分用力，以防止发生心血管意外。

（三）灵活性运动

以静坐生活方式为主的老年人，由于久坐，腰背和大腿后部活动少，容易发生腰背痛；上肢活动减少易发生肩周炎。通过关节活动度训练，即上肢、下肢、肩、臀和躯干关节的屈伸活动，可以提高机体的灵活性，如做广播操、韵律操等。

为了提高协调能力和保持健康匀称的体形，可以参加适于老年人的体操和舞蹈活动。体操动作可设计不同体位，如卧位、坐位和立位等，以适于不同健康状态的老年人。这些运动尤其适于老年妇女，可提高老年人的兴趣，但运动中体位不宜变换太快，以免发生体位性低血压。

(四) 中国传统的运动疗法

太极拳动作舒展、柔和、有节律，动作与呼吸相配合，思想集中，是调节老年人神经系统功能和肢体灵活性较理想的运动方式。老年人常合并有骨质疏松症和下肢骨关节病，所以不宜做高冲击的活动，如跳绳、跳高和举重等运动。

太极拳也被美国运动医学会推荐为针对容易摔倒或行动不便人群的平衡性练习。太极拳作为具有中国特色的运动正在受到广泛的关注，有关太极拳的研究越来越受到重视。《新英格兰医学杂志》在 2010 年和 2012 年发表了两篇文章，一篇发现太极拳可改善帕金森病患者的平衡能力，另一篇发现坚持练杨式太极拳可缓解纤维肌痛。还有几项研究发现，12 周的太极拳训练还可改善糖代谢，使人体免疫功能增强。此外，太极拳还能够改善平衡能力，预防跌倒；增加骨骼力量，减少骨质丢失；促进卒中和颅脑创伤的康复；并对多发性硬化、风湿性关节炎等多种疾病有疗效。太极拳缓慢、温和、平滑，要求平衡、精神集中、放松和呼吸控制等，属于低强度体力运动，适合大部分人锻炼，特别是中老年人。2015 年的一项荟萃分析显示太极拳对于治疗癌症、骨关节炎、心力衰竭和慢性阻塞性肺病等四种慢性疾病大有裨益。该研究针对以往 33 篇共涉及 1584 名参与者的研究进行了分析，发现太极拳可提高身体活动能力，改善生活质量，缓解关节炎引起的疼痛和僵硬，且比其他措施更有效。研究称，鉴于太极能显著改善健康，或许其应作为有慢病的老年人的"处方药"。

(五) 针对容易摔倒或行动不便人群的平衡性练习

平衡能力训练本没有被专门纳入运动方案之中。神经肌肉控制包括平衡感、灵敏度和本体感觉能力，如果坚持每周 2~3 天的训练，对于减少摔倒是很有效的。一般的建议包括：①通过逐渐增加动作的难度来减少其支撑力（如双脚站立、半双单脚辅助站立、双脚单脚交替站立、单脚站立）；②动力性运动能使人体重心发生变化（如前后脚交替走路或蹬自行车）；③肌群压力姿势练习（如脚跟站立和足尖站立）；④减少感觉输出（如闭眼站立）；⑤太极。这些活动应该在必要的医务监督下进行。

总结

本章详细讲解了老年人应该如何参加户外活动，老年人应该如何根据自己的体能和健康状况调整运动量。尽可能选择不太激烈、动作幅度不太大、简便易行且适合长期坚持的运动方式。运动的频次也需要因人而异。对于体质较好且兴趣爱好广泛的老年人可以考虑每天进行不同形式的运动，而对于体质较差的老年人只需要进行每周两次左右的运动就行。对于业已存在多种基础疾病或智能、精神存在一定障碍的老年人，为了确保安全，应尽可能避免单独户外运动，有条件的还可在家人和（或）医护人员陪同下进行。同时必须做好充分的运动前准备，一旦出现身体异常不适，如胸闷、气促、头昏、头痛、手脚发麻等，应尽早终止运动，并认真检讨运动方案的内容和单位时间内的剂量。

第七章　老年人需要保健品吗

第一节　了解保健品

一、什么是保健品

保健品是保健食品的通俗说法。随着膳食营养研究的逐步深入，人们发现某些营养素或食物成分在调节生理功能、预防疾病方面具有重要生物学作用。特别是有些植物性食物成分能够有效降低居民慢性退行性疾病的发生率，如高血压病、心脏病、肿瘤、糖尿病等，引起人们极大的兴趣，随之产生了一种特殊的新型食品——保健食品。保健食品应该由食品原料或其他符合国家规定的原料配制而成，含有人体需要的营养素，但又与普通食品不同，强调对人体生理功能有调节作用，但不一定要求营养的全面均衡。

二、保健食品的原料

1. 中国传统食物及药食同源的原料。

2. 中草药类原料。

3. 提取物、化合物及其他。

（1）常用于保健食品的提取物、化合物及其他提取物有：葡萄籽提取物、桑叶提取物、苦瓜提取物、小麦胚芽油、沙棘油、紫苏泊、亚麻籽油、月见草油、鱼油、蛤蟆油、大豆磷脂等。

（2）常用于保健食品的化合物有：牛磺酸、谷胱甘肽、精氨酸、L-肉碱、硒化合物、共轭亚油酸、二十碳五烯酸、二十二碳六烯酸、植物甾醇、褪黑素、茶多酚、酪蛋白磷酸肽、有机硫化合物、膳食纤维、低聚糖、活性多糖等。

4. 对保健食品的正确理解应当包含下列几个要素。

（1）在属性方面，必须是食品，必须无毒、无害。

（2）在成分和加工方面，它可以是含有某种成分的天然食品；或者是食物中添加了某些成分，或者是通过食品工艺技术去除了其中某种成分的食品。

（3）在功能方面，可能只适用于某些特定人群，不可能对所有人都有同样的作用。

（4）保健食品不以治疗为目的，不能取代药物对患者的治疗作用；而且保健食品的特定功能也不能取代人体正常的膳食摄入和对各类必需营养素的需求。

三、保健食品的分类

（一）营养补充剂（膳食补充剂）

它可能含有一种或多种膳食成分：维生素、矿物质、氨基酸等，用以增加每日总摄入量来补充膳食的食物成分；或是以上成分的一种浓缩品、代谢物、提取物或组合产品等。

它的主要特点是不以食物为载体，虽然以胶囊、片剂或口服液等剂型出现，但它不是药物，所以不宜当作药物来治疗疾病，比如：鱼油、钙、VC 等等。使用时可根据个人的问题和需要，缺什么补什么。

（二）用中药或食品加入中药制成的。

对人体有某种保健功能，并经原卫生部批准的产品。以下是一些常见的药食同源的食物：丁香、八角茴香、刀豆、小茴香、小蓟、山药、山楂、马齿苋、乌梢蛇、乌梅、木瓜、火麻仁、代代花、玉竹、甘草、白芷、白果、白扁豆、白扁豆花、龙眼肉（桂圆）、决明子、百合、肉豆蔻、肉桂、余甘子、佛手、杏仁（甜、苦）、沙棘、牡蛎、芡实、花椒、赤小豆、阿胶、鸡内金、麦芽、昆布、枣（大枣、酸枣、黑枣）、罗汉果、郁李仁、金银花、青果、鱼腥草、姜（生姜、干姜）、枳椇子、枸杞子、栀子、砂仁、胖大海、茯苓、香橼、香薷、桃仁、桑叶、桑椹、橘红、桔梗、益智仁、荷叶、莱菔子、葛根、黑芝麻、胡椒、槐米、槐花、蒲公英、蜂蜜、榧子、酸枣仁、鲜白茅根、鲜芦根、蝮蛇、橘皮、薄荷、薏仁、薤白、覆盆子、藿香。

四、保健食品的作用

1997 年 5 月 1 日，我国颁布、实施的《中华人民共和国保健（功能）食品通用标准》进一步规范了保健（功能）食品的定义。该标准规定，"保健食品是食品的一个种类，具有一般食品的共性，能调节人体功能，适于特定人群食用，不以治疗疾病为目的。"

按功能原理分类，保健食品的作用有以下几种。

（1）能改善生长发育：比如高蛋白食品、维生素强化食品、赖氨酸食品、补钙食品、补锌食品、补铁食品和磷脂食品、DHA 食品等。

（2）能增强免疫功能：蛋白质、氨基酸、脂类、维生素、微量元素等多种营养素，以及类黄酮物质等。

（3）有抗氧化与延缓衰老的作用：维生素 E、类胡萝卜素、维生素 C、锌、硒、脂肪酸等多种营养素，以及茶多酚、多糖、葡萄籽原花青素、大豆异黄酮等。

（4）可以提高记忆力：蛋白质、氨基酸、碳水化合物、脂肪酸、锌、铁、碘、维生素 C、维生素 E、B 族维生素，以及咖啡因、银杏叶提取物，某些蔬菜、水果中的植物化学物等。

（5）能降低血糖：南瓜多糖、番石榴多糖、荞麦等。

（6）可以改善胃肠道功能：富含膳食纤维食物、益生菌、益生元。

（7）能够减肥：富含膳食纤维食物、低聚糖、多糖。

（8）能增加骨密度：各种富含钙的食物、维生素 D、磷酸盐等。

（9）有辅助调节血脂的作用：高膳食纤维食物、富含 n－3 型多不饱和脂肪酸食物。

（10）能辅助降血压：低盐、低乙醇摄入，富含 n－3 型多不饱和脂肪酸食物。

（11）有美容作用：维生素 D、高膳食纤维食物。

值得注意的是：不要认为凡是保健食品就可以吃，就有好处，过量补充某些营养素可以打破其在人体内的代谢平衡，对身体产生不利影响；有的营养物质在体内积累甚至可以引起中毒。

五、服用过量的危害

维生素分为水溶性和脂溶性两种，水溶性维生素服用后可以随着尿液排出体外，毒性较小，但大量服用仍可损伤人体器官。脂溶性维生素如维生素 A、维生素 D 等摄入过多时，并不能通过尿液直接排出体外，容易在体内大量蓄积引起中毒。以下是常见维生素的生理学作用及补充过量后对人体的伤害。

（一）维生素 A

维生素 A 可维持正常的视觉反应、骨骼发育和上皮组织的正常形态与功能。主要来源于牛奶、鸡蛋、鱼肝油、肝脏、深绿色或深黄色蔬菜及水果等。

过量危害：维生素 A 如在体内大量蓄积，可能发生骨骼脱钙、关节疼痛、皮肤干燥、食欲减退等中毒症状。

（二）维生素 D

活化的维生素 D 可促进钙质吸收，进而使骨质钙化，维持正常的骨骼。主要来源于鱼肝油、肝脏、蛋黄、牛奶等。

过量危害：长期大量口服维生素 D，可导致眼睛发炎、皮肤瘙痒、厌食、恶心、呕吐、肌肉疼痛、乏力等。

（三）维生素 E

维生素 E 与生殖作用有关，缺乏维生素 E 容易导致不育。维生素 E 在体内具有良好的抗氧化性，可延缓细胞老化。主要来源于植物油、绿色蔬菜、动物脏器、豆类、蛋黄、瓜果、瘦肉、花生等。

过量危害：大剂量长期服用维生素 E 会引起血小板聚集，形成血栓，还可导致胃肠功能紊乱、眩晕、视力模糊等。女性可引起月经过多或闭经。

（四）维生素 B_6

维生素 B_6 与新陈代谢有关，故其需要量由蛋白质摄取量的多少来决定。主要来源于牛奶、酵母类、肉类，尤以肝脏为佳。

过量危害：每天服用维生素 B_6 大于 50mg，可引起神经系统副作用，如手脚发麻和肌肉无力等。

第二节　如何选购保健品

现在市面上除了有各种各样的保健品，还有一种营养强化食品。面对众多的商品，很多人都分不清楚：什么是营养强化食品？哪些才算是保健品？

一、什么是营养强化食品

按照我国《食品卫生法》规定，"食品强化剂是指为增强营养成分而加入食品中的天然的或者人工合成的属于营养素范围的食品添加剂"。而"强化食品是指按照标准的规定加入了一定量的营养强化剂的食品"，这一定义清楚地描述了营养强化剂加入食品的目的在于增强营养，而且该物质所包含的强化成分属于公认的营养素，如维生素、矿物质和氨基酸等。我国的营养强化食品主要有加碘盐；强化面粉、强化大米；铁（含铁食品）；强化酱油、强化食用油（油食品）；强化辅助食品等。这些强化食品，有的以立法强制的方式推广，有的被政府倡导食用。如加碘盐，在国家强制推行 14 年后，事实证明其对提高身体健康很有意义。

二、营养强化食品有什么用

（一）天然食物的营养缺陷得到弥补

除母乳以外，自然界中没有一种天然食品能满足人体的各种营养素需要。由于地球化学的关系，有些食物可能缺碘，有些食物可能缺某种氨基酸，有些食物可能缺一些微量元素。因此，有针对性地进行食品强化、增补天然食物缺少的营养素，可大大提高食品的营养价值，改善人们的营养和健康水平。

(二) 补充食品在加工、储存及运输过程中营养素的损失

食品往往需要储存、运输、加工、烹调。在这一系列过程中，各类因素均会引起食品部分营养素的损失，比如在烹调蔬菜时损失的维生素，加工米面时损失的纤维素等。因此，适当增补一些营养素是很有意义的。

(三) 适应不同人群的营养需要

由于天然的单一食物不可能含有人体所需的全部营养素，人们为了获得全面的营养就必须同时进食多种食物。对于不同年龄、性别、工作性质，以及处于不同生理、病理状况的人来说，他们所需营养是不同的，对食品进行不同的营养强化可分别满足需要。例如，老年人消化系统退化，吸收差，对牛奶的消化吸收能力减弱，因此专为老年人的配方奶粉就更适合老年人的服用。

(四) 预防营养不良

营养强化是营养干预的主要措施之一，在改善人群的营养状况中发挥着巨大的作用。从预防医学的角度看，食品营养强化对预防和减少营养缺乏病，特别是某些地方性营养缺乏病具有重要的意义。例如对缺碘地区的人采取食盐加碘可大大降低甲状腺肿的发病率。

当然在强化食品的过程中，必须对本国本地区的食物种类及人们的营养状况做全面、细致的调查研究，有明确的针对性，同时要符合营养学原理，避免造成某些新的不平衡。尽量选用那些易被人体吸收和利用的强化剂，尽量保持食品原有的色、香、味等感官性状，最好经济合理、有利于推广；最重要的是，还要符合国家的卫生标准。

三、营养强化食品与保健品的区别

营养强化食品和保健食品都属于食品，营养强化食品是在现代营养科学的指导下，根据居民营养状况，针对不同区域、不同工作、不同生长发育期人群的营养缺乏水平和营养需要，以人群广泛消费的食品作为载体，加入特定营养素生产的食品，以补充人群所缺乏的营养素且不改变人群的饮食习惯的一类食品。按照缺什么补什么的原则，在食品中加入主要包括氨基酸以及含氮化合物、脂肪酸、维生素类、硒等矿物质的营养强化剂。

除了大家都比较熟悉的碘盐，其他类型的营养强化盐大家也有必要熟悉一下。比如低钠盐，是以碘盐为原料，再添加了一定量的氯化钾和硫酸镁，主要供患有肾脏疾病、高血压、心脏病等需要限制钠盐的特殊人群食用。铁强化营养盐比较适合婴幼儿、妇女及中老年等缺铁性贫血类特殊人群食用。钙强化营养盐适用于容易患佝偻病，出现烦躁不安、面部青紫、头部多汗、手足抽搐、蛀牙（龋齿）等症状的患儿。

此外，此类食盐对于预防骨质疏松也有一定的帮助。但食用钙强化营养盐

时，必须同时多吃含磷丰富的食物，如蛋类、豆类等，并适当补充维生素 D。锌强化营养盐是以碘盐为原料，再按照国家标准规定添加了一定量的硫酸锌或葡萄糖酸锌制成的。锌作为一种人体必需的微量元素，对人体的生长发育、细胞再生、维持正常的味觉和食欲，增强免疫功能起重要的作用。营养强化食品不能简单地等同于保健品。营养强化食品是国家按照科学推荐的营养摄入量的最低标准添加的，不像很多保健品那样强调保健甚至治病的功效，很少进行商业炒作。

我国的保健食品宣传走了不少弯路，有部分企业经常将保健食品描绘宣传成能"包治百病"、有"神奇疗效"的药品。他们这种把保健食品的普及对象单纯变成了"病方市场"的做法是完全不科学的。

营养素在人体内都有一定的含量和比例，每个人的营养状况又与其身高、体重、身体状况密切相关，某些营养素如果超出正常的数值，就会出现一些副作用。如维生素 A、D 食用过量，可引起毒性反应；氨基酸长期不平衡，会降低人的抵抗力。

选择营养强化食品，必须根据食品的营养成分与人体必需营养素的合理构成来决定。食用者必须具有食用强化食品的科学根据，应通过医学检验鉴定是否对某种营养素缺乏，才能确定选用何种营养强化食品。此外，食用营养强化食品也要注意适可而止，当身体不缺乏该类营养素的时候应及时停用，否则会造成某种营养素过多而导致不良后果。

总之，营养强化食品是按照标准规定加入了一定量营养强化剂的食品，目的在于增强营养；而保健食品强调调节人体生理功能。

四、药品和保健品有什么区别

药物为患者所服用，达到治疗疾病的目的；而保健品通过调节人体生理功能，促使机体由第三态向健康状态恢复，达到提高健康水平的目的。

可是大家常常可以看到维生素、矿物质元素类产品有的是药品，有的却是保健品。那么，它们有什么区别呢？

（一）生产过程的质量控制不同

作为药品维生素类产品，必须在制药厂生产，空气的清洁度、无菌的标准、原料的质量等必须符合国家药品监督管理局对制药厂的质量控制要求，目前，要求所有的制药都要达到 GMP 标准（药品生产质量规范）；而作为食品的维生素类产品（食字号），则可以在食品厂生产，其生产过程的标准要比药品的生产标准低。

（二）药品的生产及其配方的组成不同

药品的生产能力和技术条件都要经过国家有关部门严格审查并通过药理、病理和病毒的严格检查和多年的临床观察，经过有关部门鉴定批准后，方可投入市场。保健品不需经过医院临床试验等便可投入市场。这样，属于药品的必然具有确切的疗效和适应证，不良反应明确。而属于食品的则没有这个过程，没有明确的治疗作用。

（三）疗效的不同

作为药品，一定经过大量的临床验证，并通过国家药品监督管理局审查批准，有严格的适应证，治疗疾病有一定疗效；而作为食品的保健品，则没有治疗的作用，不需要经过临床验证，仅仅检验污染物、细菌等卫生指标，合格就可以上市销售。所以消费者在选择产品时，为了确保安全，最好选择国家药品监督管理局（NDA）批准的标有"OTC"（非处方药）字样的药品，在购买时看看是否附有详细说明书，并严格按说明书所推荐的剂量服用，不要超剂量服用。

五、选择保健品的注意事项

如果摄入足够量的食物且消化吸收功能无明显减退，老年人一般无须另外摄入营养素，不需要服用保健品。《中国居民膳食指南（2016）》推荐，老年人每天应至少摄入 12 种食物。采用多种方法增加食欲和进食量，吃好三餐。

早餐宜有 1~2 种以上主食、1 个鸡蛋、1 杯奶、另有蔬菜或水果。中餐、晚餐宜有 2 种以上主食，1~2 个荤菜、1~2 种蔬菜、1 个豆制品。饭菜应少盐、少油、少糖、少辛辣，以食物自然味来调味，色香味美、温度适宜。同时指南也推荐，如果老年人出现贫血，钙和维生素 D、维生素 A、维生素 C 等营养素缺乏的情况，可在营养师和医生的指导下，选择适合自己的营养素补充剂。现在市面上有上千种保健品，各种功效都有。该怎么选择适合自己的呢？

（一）先了解自己的情况

到正规医院全面体检，弄清各系统器官的健康状况，由医生决定该采用什么方法治疗。绝不可听信游医瞎说，用其兜售的药品。

（二）选购合格保健品

如果需要保健品，应该在医生指导下在正规医院药房或药店选购，不可在黑市购买。

1. 购买保健品确保通过正规渠道购买。

2. 先看有无卫生部门的"小蓝帽"，这是国家为让消费者辨认区分真假保健品的特制标志。

3. 其次看包装是否规范，有无清晰的或无法识别的部分。

4. 看 GMP 认证标志：GMP 是国际通行的食品医药企业良好的生产流程和管理规范，是中国药品和保健品生产的强制项目。

5. 看产品标签：消费者要仔细看保健产品成分说明，购买时一定要看仔细。

产品标签、说明书及广告宣传保健食品标签和说明书必须符合国家有关标准和要求，并标明下列内容：①保健作用和适宜人群。②食用方法和适宜的食用量。③贮藏方法。④功效成分的名称及含量。在现有技术条件下，不能明确功效成分的，则必须标明与保健功能有关的原料名称。⑤保健食品批准文号。⑥保健食品标志。⑦有关标准或要求所规定的其他标签内容。

保健食品的名称应当准确、科学，不得使用人名、地名、代号及夸大或容易误解的名称，不得使用产品中非主要功效成分的名称。保健食品的标签、说明书和广告内容必须真实，符合其产品质量要求。不得有暗示可使疾病痊愈的宣传。严禁利用封建迷信进行保健食品的宣传。未经原 CFDA 审查批准的食品，不得以保健食品名义进行宣传。

6. 保健食品、化妆品，可进入原国家食品药品监督管理总局网站进行查询，一查便知。

（三）用后严密观察

服用保健品也和选用其他药物一样，从小剂量开始，加量过程中严密观察副作用，发现任何异常反应，都要报告医生；包括那些"欣快异常"的变化，不要上了假药"诱敌深入"的当。避免成瘾和盲目加量。

（四）注意保存证据

选购药品和保健品，要索取正规发票，服用后要保留一定的样品，以备必要时送检化验，作为法律依据。

六、服用保健品的注意事项

虽然大部分维生素为非处方药，但最好在营养师或医生指导下服用。同时，注意以下几点事项。

（1）通常，服用多种维生素、矿物质比单一补充某一种维生素、矿物质好。因为这样可以避免单一营养元素摄入过量，影响别的物质吸收。如过量摄入钙会阻碍铁吸收，大量摄入锌会影响铜吸收。

（2）维生素适宜保存在阴凉和干燥的地方，并且在有效期内服用，过期维生素没有任何效果。

（3）若患者在服用维生素片的同时，还需要服用其他药物，最好听取医生建议，因为有些药物是不能同服的。例如，维生素 E 就不能和血液稀释剂一起服用。

总结

本章主要介绍了市面上常见的一些保健品的作用，过量的危害以及购买和服用时的注意事项；介绍了营养强化食品和保健品以及药品的主要区别。老年人主要的营养摄取应该来自食物，膳食指南给了很好的饮食结构指导。如果有需要也要咨询医生或者营养师是否需要额外补充。

第八章　老年人常见病膳食指南

一、高血压

高血压病不但是长期危害人体健康的一种慢性病，还是脑中风、冠心病、心肌梗死、心力衰竭、肾衰等疾病的祸首。高血压的病程进展缓慢，早期症状不明显，有相当一部分人直至出现严重的并发症如脑中风才知道自己患有高血压，有的甚至在年轻时就因高血压并发脑中风而丧失劳动能力，还有的因脑出血而死亡，所以高血压被人们形象地比作"无声的杀手"。

您是否体重超标？

您是否有高血压家族史？

您是否有吸烟、嗜酒等不良生活习惯？

或者上面所说的几种症状都在您身上出现？

高血压病也许正在您的身后……

(一) 饮食原则

那么该如何"吃"掉高血压？

营养师建议您遵循以下饮食原则：

（1）控制热量，保持理想体重。减少每天胆固醇的摄入量。每天胆固醇的摄入量以不超过300mg为宜。

（2）避免进食高热能、高脂肪、高胆固醇的"三高"食物；长期食用大量脂肪是引起动脉硬化的主要因素。

（3）餐饮中的食用油宜选择植物油，这些植物油对预防高血压及脑血管的硬化及破裂有一定好处。

（4）多吃维生素含量丰富及纤维素多的新鲜蔬菜和水果。

膳食纤维能吸附胆固醇，阻止胆固醇被人体吸收，并能促进胆酸从粪便中排出，减少胆固醇的体内生成，故能降低血胆固醇。

维生素C能促进胆固醇生成胆酸，从而有降低血胆固醇的作用；还能改善冠状循环，保护血管壁。尼克酸能扩张末梢血管，防止血栓形成；还能降低血中三酰甘油的水平。维生素E具有抗氧化作用，能阻止不饱和脂肪酸过氧化，保护心肌并改善心肌缺氧，预防血栓发生。保证必需的无机盐及微量元素供给。碘能抑制胆固醇被肠道吸收，降低胆固醇在血管壁上的沉着，故能减缓或阻止动脉粥样硬化的发展，常食海带、紫菜等含碘丰富的海产品，可降低冠心病发病率。

（5）严格控制饮酒。其饮酒量每日必须限制在 50ml 以内，切忌一次饮完，并绝对禁止酗酒。

（6）降低摄盐量。盐要少吃，甚至味精、鸡精也尽量避免。

（7）补充机体可吸收的钙，高钙饮食是控制高血压的有效措施之一。

（8）主食宜多吃粗粮、杂粮如糙米、玉米，少吃精制的米和面，烹饪中宜多用红糖、蜜糖，少用或不用绵白糖、白砂糖。

（二）这也不能吃，那也不能吃！究竟哪些食物适合食用呢

（1）适量摄取含钾食物。柑橘、香蕉、葡萄、菠菜、红枣、马铃薯、大豆等食物的钾含量较高。

（2）多吃含钙食物。钙能松弛血管平滑肌，降低血管的紧张度，还能镇静安神，有助于稳定血压。富含钙质的食物如牛奶、优酪乳、黄豆、杏仁、韭菜、芹菜、花生、核桃，高血压患者多吃有益。

（3）多吃含锌食物，如牡蛎、硬果、豆类、茶叶及全谷、全麦等粗粮。

（4）多吃降压食物，如香菇、木耳、洋葱、海带、大蒜、胡萝卜、柿子、芹菜、玉米、荸荠、醋等。

（5）可以随意进食的食物有：谷物，尤其是粗粮；豆类，尤其是大豆及其制品；蔬菜，尤其是葱、大蒜等；菌藻类，如香菇、木耳、海带、紫菜等；各种瓜类和水果、茶。

（6）多吃降压降脂食物：多选用能保护血管和降血压及降血脂的食物。有降压作用的食物有芹菜、胡萝卜、番茄、荸荠、黄瓜、木耳、海带、香蕉等。降血脂食物有山楂、香菇、大蒜、洋葱、海鱼、绿豆等。此外草菇、香菇、平菇、蘑菇、黑木耳、银耳等蕈类食物营养丰富，味道鲜美，对防治高血压病、脑出血、脑血栓均有较好效果。

（7）可适当进食的食物有：瘦肉，包括瘦的猪肉、牛肉和羊肉以及家禽（去皮）；鱼类，包括多数河鱼和海鱼（但不宜食墨鱼、鱿鱼等）；植物油，包括豆油、菜籽油、玉米油、红花油、芝麻油等；奶类，如牛奶、羊奶等。

（8）禁忌食物：所有过咸食物如贝类、虾米、皮蛋，含钠高的绿叶蔬菜等，烟、酒、浓茶、咖啡以及辛辣的刺激性食品均在禁忌之列。动物性脂肪，如猪油、牛油、羊油、鸡油、奶油等；肥肉，包括猪、牛、羊肉中的脂肪；脑、脊髓、内脏；蛋黄、鱼籽；软体类（海参除外）及贝壳类动物；少吃或不吃含胆固醇高的食物，如动物内脏、猪皮、猪蹄、蛋黄、蟹黄等。

（三）饮食禁忌

1. 油炸类食品

（1）导致心血管疾病的元凶（油炸淀粉）；

（2）含致癌物质；

（3）破坏维生素，使蛋白质变性。

2. 腌制类食品

（1）导致高血压、肾负担过重、鼻咽癌；

（2）影响黏膜系统（对肠胃有害）；

（3）含致癌物质、易患溃疡和发炎、癌变。

3. 加工的肉类食品（肉干、肉松、香肠等）

（1）含三大致癌物之一的亚硝酸盐；

（2）含大量防腐剂（加重肝脏负担）。

4. 饼干类食品（不含低温烘烤和全麦饼干）

（1）食用香精和色素过多；

（2）严重破坏维生素；

（3）糖分热量过多，营养成分低。

5. 汽水可乐类食品

（1）含磷酸、碳酸，会带走体内大量的钙；

（2）含糖过高，对人体无任何营养。

6. 方便类食品（主要指方便面和膨化食品）

（1）盐分过高，含防腐剂、香精（损肝）；

（2）几乎全部含铅超标；

（3）热量很高，但营养价值低。

7. 罐头类食品

（1）破坏维生素，使蛋白质变性；

（2）热量过多，营养成分低；

（3）含大量防腐剂。

8. 话梅蜜饯类食品

（1）含亚硝酸盐；

（2）盐分过高，含防腐剂和香精。

9. 冷冻甜品类食品

（1）易引起肥胖；

（2）含糖过高。

10. 烧烤类食品

（1）含三大致癌物质之首——三苯四丙吡；

（2）导致蛋白质炭化变性，加重肝肾负担；

（3）一支烤鸡腿 = 60 支烟毒性。

（四）常见问题

1. 钠盐摄入与高血压的关系

食盐的主要成分为氯化钠。食盐摄入与高血压病显著相关。食盐摄入量高的地区，疾病发病率也高，限制食盐摄入可改善高血压症状。临床试验表明，对高血压患者每日食盐量由原来的（10）5g 降低到（4）7~（5）8g，可使收缩压平均降低 4~6mmHg。对一般患者来说，每日摄盐量应限制在 6g 以内，不要超过此限值。对老年患者，每日摄盐量应限制在 4 g 左右，这对降低和稳定血压大有裨益。对有些患者来说，摄盐量还可以再低些甚至是无盐饮食。

（五）高血压食谱举例

高血压患者用盐量参考表 8-1。

表 8-1 高血压患者用盐量

血压（mmHg）＼年龄	60 岁以下	60 岁以上
140~160/90~100	少盐	少盐
160~180/100~110	低盐	低盐
180 以上/110 以上	无盐	无盐

注：少盐（3~5g，折合酱油 15~25ml）；低盐（1~3g，折合酱油 5~10ml）

高血压、冠心病患者食谱举例（以下全部重量为生重）

食谱一（1900kcal）

早餐：豆浆 400ml 或低脂牛奶 250ml 或酸奶 200ml

发面饼（面粉 100g）

拌黄瓜（黄瓜 100g）

火腿肠（火腿肠 25g）

午餐：米饭（稻米 125g）

韭菜炒豆芽（瘦肉丝 50g；豆芽 200g；韭菜 50g；油 10g）

或白菜炒肉（瘦肉片 50g；白菜 250g；油 10g）

拌菠菜（菠菜 150g；芥末少许）

或拌海带丝（海带 150g；蒜末少许）

晚餐：馒头（面粉 100g）

大米粥（稻米 25g）

烧肉丸（瘦猪肉 50g；小白菜 200g；香菇 50g；油 10g）

食谱二（1900kcal）

早餐：低脂牛奶 250ml，加燕麦 25g/豆浆 400ml，加燕麦 25g

花卷（面粉 100g）

拌芹菜（芹菜 100g）

鸡肉（去皮鸡肉 50g）

午餐：米饭（稻米 125g）

烧卷心菜（西红柿 100g；卷心菜 250g；油 5g）

或西红柿烧西葫（西红柿 100g；西葫芦 250g；油 5g）

烧鲫鱼（鲫鱼 200g；油 10g）

或红烧瘦肉（瘦肉 100g；油 10g）

晚餐：大米粥（稻米 25g）

花卷（面粉 100g）

熬冬瓜（香肠 10g；海米 5g；冬瓜 300g；油 5g）

食谱分析：以上两个食谱根据高血压和冠心病的食疗原则编制，加入香菇、海带等对血压控制有利的食物，避免了高血压和冠心病患者的饮食误区。

二、高脂血症

要想合理地降血脂可以从饮食安排做起，多吃一些具有降血脂作用的食物。

（一）饮食原则

高血脂饮食讲究“一个平衡和五个原则”

平衡饮食：很多高脂血症患者完全素食、偏食，这是个误区，对身体是很不利的。我们从饮食中获得的各种营养素，应该种类齐全，比例适当。

五个原则：低胆固醇、低脂肪、低热量、低糖、高纤维饮食。

1. 低脂、低胆固醇饮食

血中三酰甘油受饮食影响较大，而胆固醇受饮食的影响相对要小。但长期大量进食高胆固醇的食物（如蛋黄、动物内脏、鱼籽、脑等），也可以导致高血脂。最近的研究表明：下列食物除营养丰富外，还可以降低胆固醇。

（1）豆制品：含有丰富的优质蛋白质，可以提高身体对蛋白质的利用率，经常食用可使血中胆固醇含量明显降低。

（2）香菇、黑木耳：自古以来就是素食佳品，香菇的主要有效成分在菌帽，黑木耳的主要成分是水溶性的，烹调后，多存在于汤中。

（3）洋葱、大蒜：洋葱和大蒜可使血中总胆固醇降低。

（4）海鱼类：含有大量不饱和脂肪酸，具有降低胆固醇的作用。

（5）脱脂牛奶、酸奶：长期饮用脱脂牛奶、酸奶的人，其血胆固醇比一般患者少50%以上。

（6）茶叶：试验证明饮茶能降低胆固醇，防止动脉粥样硬化。牧民长期大量食用肉类，但心脑血管疾病发生率并不高，与常喝茶及运动有关。

2. 低热量

有部分高血脂患者体型肥胖，因此，减少总热量，是主要的减肥方法，通常是以每周降低体重0.5～1kg为宜。

3. 低糖、高纤维饮食

纤维素被称为现代人的第七营养素，可以阻止胆固醇的吸收，降低血胆固醇的含量。燕麦是首选食物，每日服用60～70g，总胆固醇至少可降低5%左右，使患心脏病的风险下降10%。其他低糖、高纤维食物还有粗杂粮、干豆类、海带、新鲜的蔬菜、水果等。

因此，高血脂患者应当吃得明白，吃得健康。尽早改善饮食结构，是治疗高血脂的首要步骤，也是调脂药物治疗必不可少的前提。

（二）常见问题

1. 选择那些食物

主食搭配部分粗粮，副食品以鱼类、瘦肉、豆制品、新鲜蔬菜、水果为主。

（1）海带、紫菜、木耳、香菇、大蒜、洋葱等食物有利于降低血脂和防治动脉粥样硬化，可以常吃。

（2）喝低脂牛奶，不加糖。

（3）原则上蛋类每日不超过1个，烹调时避免油炒、油煎。

（4）忌食肥肉、动物内脏、鸡皮、鸭皮、虾皮、鱼籽、脑等含胆固醇高的食物，少食精制食品、甜食、奶油、巧克力等。

（5）咖啡因会增加体内的胆固醇，应注意尽量少喝浓茶、咖啡，并禁服含有咖啡因的药物。

（6）应限制总食量，饮食治疗应持之以恒，才能"吃去"高血脂。

2. 高脂血患者具体应该怎么吃

根据以上饮食原则，建议血脂异常的老年患者每日饮食：主食200g；蔬菜500g；低脂牛奶250ml；水果200g；鸡蛋30g或60g鸡蛋清；肉类100g（以瘦肉、禽类肉为主），或鱼类160g（带鱼除外）；油15g（以植物油为主）；豆制品100g；盐6g（高血压老年患者请参考高血压食盐用量）；用餐时间：每日4～5餐，少食多餐；烹调方法：宜用煮、熬、烩、炖、蒸等。

食谱举例

高血脂患者食谱举例（全天能量1900kal）

早餐：豆浆400ml/脱脂牛奶250ml/脱脂酸奶200ml

　　　馒头（面粉100g）

　　　圣女果（小西红柿100g）

　　　火腿肠（火腿肠25g）

午餐：米饭（大米125g）

　　　炒菜花（菜花200g；干豆丝50g；西红柿100g；油5g）

　　　或烧油麦菜（油麦菜300g；蒜末少许；油5g）

　　　盐水虾（100g）

　　　或清炖牛肉（牛肉50g）

晚餐：鸡肉（去皮鸡肉50g）

　　　炒豆芽（豆芽250g；胡萝卜丝40g；油5g）

　　　花卷（面粉100g）

　　　小米粥（小米25g）

食谱分析：正常成年人每天食用油用量为25g，血脂异常者应酌情减少用油量，本食谱全天用油15g。用油以植物油为首选，植物油与动物油相比含有更多对人体有益的不饱和脂肪酸。同时，高血脂老人的饮食中也要注意一些隐性的脂肪和胆固醇，如蛋黄、干豆类、全脂乳、填鸭、鱼籽、肥肉、动物内脏等。

三、冠心病

冠心病是心血管疾病中的常见病和多发病。在国内，冠心病发病率10年内增加了2~3倍，发病总趋势是北方高于南方，男性多于女性，冠心病死亡率位于肿瘤、脑血管意外之后，居第三位。

从目前情况看，冠心病的发病年龄日趋下降，这与社会激烈竞争、饮食结构的改变、运动过少、心理压力过大等因素有关。其中饮食不当是重要因素之一，因此平衡营养、合理膳食，是防治冠心病的有效方法。

在冠心病的防治中，合理膳食十分重要，不但能降低服药剂量，避免药物的副作用，甚至还能完全控制轻度血压升高。

冠心病的病因尚未完全弄清楚，但普遍认为高脂血症、高血压、糖尿病、吸烟、超重和缺乏体力活动是导致冠心病的危险因素。其危险因素与营养摄取有密切关系。与冠心病发生有关的因素有以下几个方面。

1. 热能

热能摄入量大于消耗量时，容易造成脂肪在体内储存，导致超重或肥胖。许多资料表明，体重与冠心病的发病率呈正相关。所以控制过多的热能摄入是预防冠心病的主要措施之一。

2. 脂肪

饮食结构可以直接影响血脂浓度，膳食中饱和脂肪酸及胆固醇含量高，会引起高脂血症，使胆固醇沉积在血管壁，形成动脉粥样硬化斑块。成人膳食中脂肪摄入量以低于总热能的20%为宜。脂肪的种类较数量对冠心病的发病更为重要。动物油（鱼油除外）以饱和脂肪酸为主，并富含胆固醇，容易引起高脂血症和冠心病。植物油（椰子油除外）含不饱和脂肪酸较多，有降低血胆固醇的作用。

3. 碳水化合物

蔗糖、果糖等可使血三酰甘油含量增高，尤其是肥胖或已有三酰甘油增高者更明显。在摄入脂肪多的基础上，过量的碳水化合物会促使冠心病的发生。

4. 蛋白质

供给氨基酸种类齐全且比例又适当的蛋白质，可增强机体抵抗力，有助于防治动脉粥样硬化。蛋白质摄入量以占总热能的15%为宜。豆类蛋白质对防治高脂血症和冠心病有明显作用。试验证明，每天食用25g豆类和谷类蛋白的食物代替动物蛋白时，胆固醇明显降低。

5. 维生素

维生素C在维持血管的弹性与完整性方面起着重要的作用，并参与促进胆固醇的降解过程，有降低血胆固醇、减缓动脉粥样硬化的作用。维生素E有抗氧化作用，可减少过氧化脂质的形成，并可提高对氧的利用率，使机体对缺氧的耐受力增强，增强心肌代谢和应激能力。另外，维生素E可以减少血小板聚积，预防冠心病的发生。维生素B_6和其他B族维生素也有降血脂、预防冠心病的作用。

6. 无机盐

钙、镁、铬、锰、矾、硅对心脏功能有利，镉、砷可引起动脉壁脂质沉积或血脂升高，易形成动脉粥样硬化。

（一）饮食原则

预防高血压的饮食都适用于预防冠心病，其原则是低盐、低脂肪、低胆固醇、低精制糖、低热能饮食。平时饮食清淡，食用植物油，多食植物蛋白如豆类和豆制品，多食富含维生素C的新鲜蔬菜、水果，同时保证维生素E的供应，以减少脂质过氧化。

（二）冠心病患者食谱举例（以下食物重量均为生重）

早餐：豆浆400ml/脱脂牛奶250ml/脱脂酸奶200ml

烙饼（面粉100g）

拌萝卜丝（小萝卜70g）

鸡肉（去皮鸡肉 50g）

午餐：花卷（面粉 75g）

西红柿肉丝面（生面条 70g；西红柿 100g；瘦肉丝 50g；油菜 100 克；香菜少许；油 10g）

或烩饼（饼丝 70g；白菜 100g；瘦肉丝 50g；豆芽 100g；油 10g）

拌芹菜（芹菜 150g）

晚餐：苦瓜炒肉（瘦肉片 50g；苦瓜 200g；油 5g）

发面饼（面粉 100g）

绿豆粥（大米 15g；绿豆 10g）

拌黄瓜（黄瓜 100g）

食谱分析：高血压的食疗原则同样适用于冠心病患者，因此冠心病老人的食疗遵循高血压患者食疗原则即可。

四、脑卒中

脑卒中患者易出现吞咽障碍，对于脑卒中患者的饮食，我们首先要确定患者是否需要插鼻饲管维持营养，然后再考虑经口进食是否要做体位和食物性状改变等。如果吞咽器官生理功能异常需要考虑是否需要间接训练或吞咽手法的介入，最后可直接进行进食训练。

（一）饮食原则

首先看看食物如何搭配。先易后难，先为患者选择容易吞咽的食物，这类食物应该具有密度均一，有一定硬度，有适当的黏性，不容易松散，但通过咽部及食道时易变形，不在黏膜上残留的特点。对于存在吞咽困难的老人，尤其是口腔期吞咽障碍者使用食物增稠剂可以让食物减慢流速，安全地通过咽喉，减少老人误吸的风险。

咽障碍患者在饮食中常用到增稠剂，用于食物调配时，可以使食物质地均匀爽滑，其可将水、汤、牛奶、果汁、中药等不同饮品快速增稠，减少患者呛咳发生，以达到安全进食，降低误吸发生的目的。所以如果有需要，可在饮品中添加增稠剂，缓解患者吞咽困难。

（二）脑卒中患者普通食谱举例（以下食物重量均为生重）

食谱一（1900kcal）

早餐：馄饨（面粉 50g；肉末 25g）

烧饼（面粉 50g）

拌笋丝（笋丝 100g）

午餐：米饭（稻米 125g）

西红柿汤（西红柿50g；香菜少许；盐适量）

红烧瘦肉（瘦肉50g）或炖鸡块（鸡块50g）

白菜大各扎（白菜250g；大各扎25g；肉末25g；油10g）或胡萝卜
炒肉（胡萝卜丝100g；肉片25g；油10g）

晚餐：米饭（稻米125g）

炒牛肉丝（牛肉丝50g；葱头250g；干木耳10g；油10g）

拌菠菜（菠菜100g）

食谱二（1900kcal）

早餐：低脂牛奶250ml，加燕麦25g/豆浆400ml，加燕麦25g

两面发糕（面粉、玉米面各50g）

拌金针菇（金针菇，100g）

煮鸡蛋（带壳鸡蛋，60g）

午餐：黄瓜炒鸡丁（黄瓜250g；鸡肉丁50g；油10g）

或茄子烧肉（茄子250g；肉末50g；油10g）

拌莴笋（莴笋丝150g）或拌豆芽（豆芽150g）

米饭（稻米125g）

晚餐：花卷（面粉100g）

大米粥（稻米25g）

烧冬瓜丸子（冬瓜250g；瘦猪肉馅50g；油10g）

患者神志清醒，但进食时有呛咳发生，则应给予糊状饮食，其饮食内容为蒸蛋羹、肉末菜末稠粥、肉末菜末烂面条、牛奶冲藕粉、水果泥或将饭菜用捣碎机捣烂后给患者食用。康复期无吞咽困难，宜以清淡、少油腻、易消化的柔软平衡膳食为主。昏迷患者建议采用管饲，必要时可以进行肠外营养。

心脑血管疾病是老年人的常见病和多发病，营养治疗原则基本相同，即低盐、低脂、低胆固醇饮食。心脑血管疾病的老年人应在饮食中控制总能量，避免肥胖，限制脂肪摄入，适当多吃些粗粮。摄入优质蛋白质，首选鱼虾，其次鸡鸭、牛羊肉、瘦猪肉，适当多吃些大豆及其制品。多吃富含维生素和矿物质的新鲜蔬菜和水果。清淡饮食，戒烟限酒，烹调方法宜选用凉拌、熬、清炖、清蒸等，少用油炸、煎等方式。

五、哮喘

"哮喘"这个词大家都不陌生，许多影视剧中都有哮喘发作拿出喷雾剂急救的镜头，著名歌手邓丽君就因哮喘急性发作于1995年香消玉殒。

为了避免哮喘急性发作，除了药物治疗外，哮喘患者也应该注重饮食调理。

（一）饮食原则

（1）热量：不低于 30kcal／（kg * d）。哮喘发作会消耗大量的能量，因此，建议哮喘患者提高能量摄入，防止因疾病发作而出现的营养不良。

（2）碳水化合物、蛋白质、脂肪的构成：高碳水化合物膳食会提高呼吸商，使呼吸系统负担加重，故在哮喘发作时应适当减少碳水化合物供能比例进而相应地减少二氧化碳的生成，其供能比例不宜超过 50%。

蛋白质会增加氧的消耗，主要是因为含蛋白质较高的食物特殊动力作用强，可增加瞬间通气量，增加患者对二氧化碳血症的反应，因而应在膳食中减少效价低的劣质蛋白质的摄入，适量应用优质蛋白质以维持平衡，可将 15%～20% 作为蛋白质的供能比例。

高脂膳食可以减少二氧化碳的生成，提高脂肪的功能比例，是哮喘营养支持的一个特点。30% 甚至更高的比例在哮喘急性发作期是允许的。

（3）注意电解质的缺乏和维生素的补充。

（4）宜进清淡、易消化、富于营养的半流质饮食。严重时应进流食。

（5）饮食冷热要适度。

（6）禁烟、酒、浓茶及含色素饮料，其中含有一些化学成分，有些哮喘患者对其比较敏感，会导致哮喘的发作。烈性酒、浓茶、烟等对身体本身就是一种损害，故哮喘患者最好避免。

（二）食物选择

在哮喘疾病的食物选择上，要少吃或不吃易致敏的食物。哮喘患者，有必要时可以去医院查找过敏原，一般在变态反应科进行。过敏体质的哮喘患者更应注意的是，当对某种食物过敏或怀疑对某种食物过敏时，不要做任何尝试，更不要存侥幸心理，以免引起哮喘大发作或过敏性休克。一般鱼、虾、蟹等海产品，以及含有异体蛋白分子的食物，如食用昆虫等，还有含常见过敏原的牛奶、花生、蛋类等食物，最好做过过敏原实验后再考虑是否可以食用。

（三）常见问题

1. 日常饮食禁忌太多

经常看到网络上说哮喘患者应禁食生冷食物、海鲜、花生、蜜糖水等。这些说法不完全对。事实上，在饮食方面除了明确过敏食物和过于重口味、刺激性食物以外，不用禁忌太过。大多数患者还是可以继续平时的饮食习惯，无须太刻意挑选食物。

2. 预防管理建议

（1）饮食要保证各种营养素的充足和平衡，特别要注意增加抗氧化的营养素，如 β-胡萝卜素、维生素 C、维生素 E 及微量元素硒等。

（2）调节免疫功能，除了保证膳食平衡以外，可以经常摄入一些食用菌（如香菇、蘑菇）中的多糖。

（3）生活要有规律，注意休息及适量运动，健康规律的生活习惯也是非常重要的。同时注意休息，并选择适宜的运动，有规律地增强锻炼，但要避免剧烈运动。

（4）保持良好、稳定的情绪，避免精神紧张。

（四）食谱举例

食谱一

早餐：

        茶叶蛋（鸡蛋60g）

        酱菜（酱菜10g）

        小豆粥（小豆粥150g）

早餐后点心：

        酸奶（酸奶220ml）

午餐：炒绿豆芽（绿豆芽150g）

        米饭（稻米100g）

        拌豆腐（内脂豆腐150g）

午餐后点心：

        橙子（橙200g）

晚餐：米饭（稻米135g）

        肉末茄子（茄子100g，瘦猪肉50g）

        烧鸡（鸡肉80g）

其他：盐（精盐4g）

        植物油（混合油5g）

本食谱共提供能量1739kcal，含蛋白质78g，其中优质蛋白质48g，占到了总蛋白质的近三分之二；含脂肪40.1g，其中单不饱和脂肪酸15.1g，多不饱和脂肪酸5.6g，不饱和脂肪酸总量比例较高，适合老年人食用；含碳水化合物272g。三大产能营养素的供能分别为蛋白质17%，脂肪21%，碳水化合物62%。

另外，推荐两个适合哮喘老人的简易食谱。

食谱一 早餐：大米粥，金银卷（玉米粉、面粉各半），卤猪肝；

         午餐：米饭，清蒸黑鱼，素炒青菜豆腐；

         晚餐：猪肉白菜馅水饺，骨头萝卜黑木耳汤；

         加餐：香蕉。

食谱二 早餐：糖豆浆，麻酱饼，拌三丝（青椒、牛肉、香干）；

午餐：米饭，清炖鸡块，素炒苋菜；

晚餐：玉米粥，熘肚片，糖醋卷心菜；

加餐：苹果。

一般地说，鱼、虾、蚌、蟹等腥膻的海味食物以及羊肉、肥猪肉、鸡蛋、花生、巧克力，容易诱发哮喘发作，最好不吃或少吃。老年哮喘患者消耗蛋白质多，要补偿体内蛋白质的消耗，可注意多食用含蛋白质的食物。各种豆类制品如豆浆、豆腐、豆腐脑等，不但蛋白质含量丰富，而且所含脂类都是不饱和脂肪酸和对细胞有修复作用的卵磷脂，经常食用这些食物，有利于控制哮喘发作。

六、慢性阻塞性肺疾病

慢性阻塞性肺疾病疾病患者常伴有不同程度的营养不良，其发生率高达20%~60%。影响慢性阻塞性肺疾病患者营养状况的原因主要有食物摄入不足、消化吸收功能障碍、蛋白质合成受抑制、高代谢状态等。

受到代谢、缺氧和药物的影响，慢性阻塞性肺疾病老人常会出现营养不良。因此，COPD营养治疗的重点是纠正患者的营养不良。

那么COPD患者日常应该怎么吃呢？

（一）食疗原则

1. 降低碳水化合物的摄入量，减少二氧化碳的生成

与蛋白质和脂肪相比，碳水化合物的呼吸商（respiratory quotient，RQ，又称气体交换率，指生物体在同一时间内，释放的二氧化碳与吸收氧气的体积之比）最高，在体内彻底氧化后产生的CO_2最多，会引起或加重患者CO_2的潴留，加重呼吸困难，甚至进一步抑制呼吸中枢，加剧呼吸衰竭。

2. 提高脂肪的摄入比例

脂肪的呼吸商最低，稳定器的COPD患者脂肪供给可占总能量的20%~30%；应激状态时采用肠内营养者增加至总能量的40%~50%。

3. 增加蛋白质供给，促进正氮平衡

因COPD患者蛋白质分解亢进，故应供给高蛋白饮食。蛋白质供给量可按照每日1.2~1.5g/kg计算，占总能量的15%~20%。若患者继发呼吸道感染甚至呼吸衰竭等应激状态时，能量消耗增加，蛋白质的热能比可适当提高至30%。

4. 其他注意事项

供给COPD患者充足的维生素及矿物质元素，补充足够的水分，以促进痰液稀释，使之易于咳出。少食多餐，每日可供给4~6餐，饮食宜软烂利于消化吸收。

5. 限制盐的摄入

每日食盐摄入量小于6g，限制酱油、味精等化学调味品，可以选用蒜、醋、低盐酱油、葱等调味。

6. 补充足够的维生素、矿物质和纤维素。

7. 饮食宜清淡，少食辛辣刺激食品，以软食为主。

（二）食物选择

食物种类上选择富含多种维生素和矿物质，富含膳食纤维和热量丰富的食物，如鱼肝油、胡萝卜、番茄和深绿色蔬菜水果。含蛋白质丰富的食物有蛋类、奶类、大豆类、鱼类和禽畜肉类等。除了要注意腌制食品和刺激性食物外，COPD 患者的饮食并没有严格的禁忌。

（三）常见问题

1. COPD 患者怎样保证充足的摄入

COPD 患者能量需要量按以下方法计算：

Havvis – Benedict 方程乘以校正系数 C（男 1.16，女 1.19）

该方程如下：

男：66.473 +（13.7516 × 体重 kg）+（5.0033 × 身高 cm）–（4.6756 × 年龄）

女：665.059 +（9.5634 × 体重 kg）+（1.8496 × 身高 cm）–（4.6756 × 年龄）

则该成年女性的能量需要量为 1251 × 1·19 ≈ 1489kcal

2. 食谱举例

早餐：豆腐脑（带卤豆腐脑 250g）

　　　鸡肉松（鸡肉松 20g）

　　　煮鸡蛋（鸡蛋 50g）

早餐后点心：牛奶（牛乳 220ml）

午餐：米饭（稻米 150g）

　　　青椒炒肉（瘦猪肉 30g；青、尖辣椒 100g）

　　　土豆烧牛肉（马铃薯、洋芋 60g；瘦牛肉 120g）

午餐后点心：橙子（橙 150g）

晚餐：炒土豆丝（青、尖辣椒 20g；马铃薯、洋芋 150g）

　　　红烧鲤鱼 ［鲤鱼（鲤拐子）95g］

　　　米饭（稻米 150g）

其他：盐（精盐 5g）

　　　植物油（混合油 20g）

本食谱共提供能量约 2102.1kcal，含蛋白质 88.2g，脂肪 53.7g，碳水化合物 317.5g。三大产能营养素供能比例分别为蛋白质 17%，脂肪 23%，碳水化合物

60%，适合稳定期 COPD 患者食用。另外需要注意的是，COPD 老人的食物要尽量做的软烂易下咽。体重丢失严重的老人还可以选择口服营养补充或管饲营养。

呼吸系统的功能是呼入新鲜的空气，通过肺泡内气体交换，使血液得到氧并排出二氧化碳从而维持机体的正常代谢。越来越多证据证明了营养状况能够影响呼吸疾病的发生、发展和治疗。呼吸系统疾病营养支持的重点应放在防止蛋白质过度分解，均衡营养，维持或增加体重，维持肌力，从而保持患者正常的呼吸功能上。

七、胆囊炎

胆囊炎急性发作期应予禁食，使胆囊休息，可由动脉补给营养。疼痛缓解时，可按病情选用清淡流食、低脂高碳水化合物流食、低脂低胆固醇半流食或普食。

（一）胆囊炎饮食原则

胆囊炎患者在缓解期应遵循以下饮食原则。

（1）能量：能量摄入过多会导致肥胖，随着体重的增加肝脏合成胆固醇也增多，促进胆固醇结石的形成。热能的供给应正常或稍低于正常量，每日以1600～1800kcal 为宜。肥胖者应选择低限。

（2）脂肪：在急性发作期，给予完全不含脂肪的纯碳水化合物膳食；等症状缓解后，可从严格限制脂肪膳食（20g/d）过渡到中度限制脂肪膳食（40g/d）；在缓解期，患者可用轻度限制脂肪膳食（50g/d）。植物油有利胆作用，在脂肪限量范围内应尽量食用植物油。

（3）胆固醇：过高的胆固醇可增加胆固醇结石的产生。应限制胆固醇的摄入，每日不超过 300mg。

（4）蛋白质：蛋白质过多及过少均不利于胆道受损组织的修复。蛋白的供给应适量，可按 1g/（kg·d）供给。

（5）碳水化合物：对胆囊疾病患者来说，碳水化合物是热量的主要来源，供给应充足，每日以 300～350g 为宜。尽量以复合碳水化合物为主（主要来自"高碳水化合物"食物，如米饭、面包、马铃薯、意大利粉和面条等。）

（6）膳食纤维：膳食纤维可阻止胆固醇的吸收，从而减少结石的产生。但过多过硬的膳食纤维可导致消化不良，可多选用质地较软的可溶性膳食纤维多的食物，如苹果、菠萝、香蕉等水果。

（7）其他

①限制脂肪会影响脂溶性维生素的吸收，应注意维生素 A、维生素 D、维生素 E、维生素 K 的补充。

②应少食多餐，以利于刺激胆汁的分泌。

③刺激性调味品和酒类可促进胆囊的收缩，应避免摄入。

④慎用产气食物，如萝卜、洋葱、牛奶等。

（二）胆道疾病术后饮食原则

患者手术后，不少家属常常急于给其进补营养，希望患者能尽快恢复健康。但是患者手术后，消化功能减弱，若过早进食、过量进补反而会适得其反。

由于麻醉与疾病本身的作用，术后患者的消化功能会出现一定障碍，不能很好地消化食物及吸收营养。因此，术后患者进食时间不宜过早。非消化道手术者，一般在手术后 6 小时开始进食普通饮食。消化道手术者，则要根据手术种类与肛门排气的情况来定。肛门排气后开始喝少量水，如无不适，可吃流食（米汤、菜汤等），以后逐渐过渡到半流食（面条、米粉等）、软食、普食，每餐不宜过饱。患者也不宜过早饮用牛奶，因牛奶容易导致胀气。

术后患者应食用营养丰富、易于消化的食物。对于年老体弱者，应适当延长吃流质、半流质食物的时间，以利消化和吸收。而对于一般患者，在病情稳定好转后，可给予普通饮食。饮食应遵循以下原则。

1. 控制热量，减轻体重

每餐应七八分饱，特别是晚餐。保持体重在理想范围内。超重、肥胖患者应该减肥。

2. 减少脂肪和胆固醇的摄入

荤素合理结合，尽量减少食物中的脂肪和胆固醇含量。胆囊切除后，因缺乏足量浓缩胆汁，若摄入脂肪和胆固醇过量，容易引起患者的消化功能紊乱，出现脂肪泻，导致营养不良。平时要注意多食用植物油，避免动物油，尽量少食浓肉汤、浓鸡汤、浓鱼汤等。减少摄入脂肪含量高的坚果类食物，如花生、瓜子、核桃、杏仁、开心果等。严格限制动物内脏、蛋黄、鱿鱼、沙丁鱼、动物脑、鱼卵、蟹黄等含胆固醇高的食物。每周最多吃 4 只鸡蛋。避免暴饮暴食或过度饥饿，尽量做到少食多餐。

3. 补充充足的优质蛋白

可以选择以鱼、虾、禽、豆腐及少油的豆制品等为主的低脂肪优质蛋白质饮食。

4. 充足的蔬菜水果

蔬菜、水果中富含维生素、矿物质和膳食纤维等，可减少胆固醇形成，并且减少脂肪和糖的吸收，从而改善患者的代谢紊乱，起到降低血脂和血糖的作用。每天蔬菜摄入量应大于 500g，水果至少 2 种。

5. 多食全谷类食物

多食含纤维高的食物，包括玉米、小米、甘薯、燕麦、荞麦等粗粮，以促进胆汁排泄。

6. 戒烟、酒以及辛辣刺激性食物

切除胆囊的患者，一定要戒烟戒酒，因为烟酒都会加重肝脏负担，同时要少食辛辣等刺激性强的食物，如洋葱、蒜、姜、辣椒、胡椒、咖喱等，减少对胆囊的刺激。

7. 讲究烹调有办法

烹饪力求"清"，最好采用清炖、蒸煮、煨汤等方法，避免油炸、烧烤、烟熏、半生半熟的烧煮方法，并尽量少用调味品。这样才适应手术后患者胆道功能的改变，减轻消化系统负担。

综上，胆囊炎和胆结石症患者可用和忌（少）用食物如表8－2所示。

表8－2　胆囊炎和胆结石症患者可用和忌（少）用食物

食物类别	可用主食	忌（少）用食物
谷类	各种主食	粗粮、点心
乳类	去脂乳、低脂奶酪（视患者耐受程度而定）	全脂乳
肉、禽、水产品类	鸡、鱼、虾，瘦猪、牛、羊肉、兔肉	填鸭、鱼子、肥肉、动物内脏
蛋类	蛋清	蛋黄（每周限3个）
蔬菜类	除限用者外	洋葱、萝卜等引起胀气的蔬菜
水果类	各种水果、果汁、果冻	
豆类	黄豆制品	干豆类
油脂类	植物油	动物油、黄油
其他	单糖、蔗糖、蜂蜜	

（三）胆囊炎和胆结石症食谱举例

食谱举例

早餐：大米粥（粳米20g）

　　　糖包（白糖25g，标准粉50g）

加餐：甜饼干（饼干50克）

　　　豆浆（豆浆250ml，糖10g）

午餐：西红柿肉丝挂面（瘦肉25g，西红柿100g，挂面100g）

　　　清炒素菜（青菜150g）

加餐：水果300g

晚餐：米饭（粳米100g）

　　　清蒸鱼（鱼肉100g）

　　　清炒素菜（青菜150g）

加餐：藕粉（藕粉 20g，冲水）

其他：总油量：15g

总盐量：5g

本食谱总提供热量 1850kcal，氮：热量 = 1：187，糖类 323g，蛋白质 67g，脂肪 32g，膳食纤维 9g，胆固醇 4mg，维生素 9mg，铁 9mg。脂肪和胆固醇的含量较低。

还应该注意的是，忌用一切辛辣食物和刺激性强的调味品。它们可以促使缩胆囊素的产生，增强胆囊收缩，使胆道口括约肌不能及时松弛流出胆汁，可能引起胆石症或胆囊炎的急性发作或恶化。忌用油腻、煎、炸以及含脂肪多的食品，如肥猪肉、羊肉，填鸭，肥鹅，黄油，奶油，油酥点心，奶油蛋糕等。要节制饮食、少量多餐、定时定量、多饮水。多餐刺激胆道分泌胆汁，保持胆道通畅，有利于胆道内炎性物质引流，促使疾病的好转。暴饮暴食，特别是高脂肪餐，常是胆石症或胆囊炎发作的一个诱因。

八、胰腺炎

胰腺炎患者宜吃清淡、富含营养的食物，如鱼、瘦肉、豆腐及米、面等碳水化合物。蔬菜可多吃菠菜、青花菜、花椰菜、萝卜，但须煮熟吃，将纤维煮软，防止引起或加重腹泻。水果可选桃子、香蕉等没有酸味的水果。

（一）慢性胰腺炎

由多种因素造成的胰腺组织和功能持续性损害，导致胰腺进行性功能衰退，使胰腺对食物的消化能力减退，发生恶心、腹泻等消化不良症状。

1. 食疗原则

限制脂肪和蛋白质的摄入，以减轻胰腺负担，缓解疼痛，避免继续发作。

（1）热能：应按正常人的热能需要供给（25～30kcal/kg）。

（2）蛋白：1g/（kg·d）。

（3）脂肪：发作期严格限脂肪（小于 20g/d），恢复期中度限脂肪（40g/d），病情好转后可给予轻度限脂肪膳食（50g/d）。必要时可采用部分中链三酰甘油（MCT）来代替部分食物中的脂肪（不超过脂肪总量的 50%）。

（4）碳水化合物：是热能的主要来源，每日应供应 300g 以上。

（5）供给充足的维生素，特别是脂溶性维生素。

（6）少食多餐。

（7）避免胀气及刺激性食物，忌酒。

（8）如出现糖尿病，则应按糖尿病的营养治疗原则处理，但应注意对脂肪的控制比一般糖尿病患者稍严格，膳食纤维用量不宜过高。

2. 食谱举例

早餐：大米粥（粳米 25g），馒头（标准粉 50g），拌豆干（豆干 10g）

加餐：冲藕粉 30g，白糖 10g

午餐：西红柿肉丝挂面（西红柿 150g，瘦肉 50g，小白菜 150g）

加餐：蜂蜜 10g

晚餐：馒头（标准粉 100g），肉丝小白菜（瘦肉 50g，小白菜 150g）

加餐：麦乳精 25g

总油量：20g

总盐量：4g

食谱分析：总热量 820kcal，氮热比为 1∶190；其中含碳水化合物 309g，提供总能量的 68.0%；蛋白质 60.3g。食谱中含胆固醇 24mg，膳食纤维 5g，维生素 B_1 27mg，维生素 C 99mg。

（二）急性胰腺炎

急性胰腺炎是由多种因素引起的胰腺消化酶在胰腺内被激活，而发生胰腺自身消化的免疫化学性炎症为主的疾病。其发病与一些消化系统疾病，应激，药物，酗酒和暴饮暴食有关。在胰腺炎急性发作期，如有食物或酸性胃液进入十二指肠，则会刺激胰腺分泌消化酶，导致胰腺炎症状加重，严重时会危及生命。

1. 食疗原则

（1）总原则：限制脂肪和蛋白质的摄入，以减轻胰腺负担，缓解疼痛，避免继续发作。

（2）完全胃肠外营养阶段：重症胰腺炎时机体处于高分解代谢状态，同时由于感染及大量血浆外渗，如无足够热量及蛋白质补充，将会产生负氮平衡及低蛋白血症。但在急性发作期时应禁食，以避免刺激胰液分泌。所以这时应考虑采用全肠外营养，从静脉供给所需的水、电解质、葡萄糖、脂肪乳、氨基酸等营养物质。

（3）肠外营养到肠内营养过渡阶段：待病情稳定后可给予不含脂肪的纯碳水化合物流食，同时逐渐地减少肠外营养量。饮食内容包括米汤、稀藕粉、杏仁茶、果汁、菜汁等。如对此饮食能够耐受，则可在此基础上适当增加菠萝粥、冲蛋清。病情缓解后可改为无脂肪（或极低脂肪）的半流食，内容除流食品种外还包括米粥、素面片、挂面、面包、饼干（少油）、蒸蛋清及少量碎软蔬菜、水果等。

（4）自然膳食阶段：待病情完全缓解后，可逐渐过渡到口服自然膳食。但此阶段一定要慎重，以防病情反复。

（5）其他：①在胰腺炎急性发作期，蛋白质摄入也要限制，碳水化合物是热能的主要来源。②忌用引起胃液及胰液分泌的食物，如肉汤、鱼汤、鸡汤、牛奶、蛋黄等。③严禁饮酒及暴饮暴食。④少食多餐，每日5~6餐。

此外，中华医学会肠外肠内营养学分会制定的关于胰腺炎营养支持的临床指南（2006版）的推荐意见如下所示。

（1）轻至中度胰腺炎患者不常规推荐营养支持（不常规使用肠内与肠外营养支持）（B级证据）。

（2）轻至中度胰腺炎患者在起病初2~5天应禁食并给予糖、电解质输液以维持水、电解质平衡，第5~7天起尝试给予含糖类不含脂肪的膳食，并给予一定量蛋白质（C级证据）。

（3）对于患病前已经存在营养不良（营养不足）/营养风险的轻至中度胰腺炎患者，则上述意见尚缺乏足够的证据支持（C、D级证据）。

（4）急性重症胰腺炎患者，应给予营养支持（A级证据）。

（5）急性重症胰腺炎患者，先考虑经肠内营养（A级证据）。推荐经空肠置管给予要素型肠内营养（A级证据）。只有在患者无法耐受肠内营养或肠内营养摄入不足时，才考虑给予肠外营养支持（C级证据）。

2. 食谱举例

①恢复期

早餐：甜米汤200ml

加餐：橘子汁100ml

午餐：蛋清番茄汁200ml

加餐：蔬菜汁100ml

晚餐：咸米汤200ml

加餐：藕粉100ml

②病情逐渐稳定后（食用量视病情而定）

早餐：粥、面包、拌豆腐

午餐：面条

点心：蔬菜汁

晚餐：小米、粳米、鲤鱼等，如小米粥、清蒸鱼

急性胰腺炎患者可以进食的种类很少，具体可进食内容还需根据患者当时的情况决定，以上仅为食谱举例，详细请咨询医师。

九、胃食管反流病

反流性食管炎是由于食管下括约肌异常，导致胃酸、胃酶等内容物反流进食

管的疾病。如果将胃比作一个水瓶，食管下括约肌就好像是瓶塞，当你的塞子没有拧紧的时候，水瓶里的东西自然容易随着晃动流出。反流性食管炎发病率高主要与肥胖、吸烟、饮酒不当等因素密切相关。恰当的饮食控制可以缓解患者的症状。

（一）饮食原则

反流性食管炎患者日常饮食应做到以下几点。

（1）饮食细软、易消化，多用蒸、煮、炖、拌的方式，少用煎、炸等烹调方式。

（2）少食多餐。减少每餐进食量，每天可吃 6~8 顿饭。进食时一定要细嚼慢咽，少用辛辣、过冷、过烫、粗糙坚硬等刺激性食物，减少对食管黏膜的刺激。

（3）低脂肪清淡饮食，每日的脂肪摄入量控制在 35 克以下。除脂肪外，蛋白质、碳水化合物、维生素、矿物质等其他营养素必须供应充足。

（4）另外，还可以尝试一下睡前 3 小时不要吃东西，睡觉时加高枕头，使头部稍稍抬高，大约比床面高出 15 厘米即可。

（二）食物选择

反流性食管炎患者禁用的食物有：肥肉、奶油、油炸食品、胡椒、咖喱粉、薄荷以及各种酒精制品。慎用的食物有：咖啡因饮品、可可、巧克力、可乐、鲜柠檬汁、鲜橘汁、番茄汁等酸味饮料。

（三）常见问题

（1）牛奶真的能缓解反流性食管炎吗

很多人感觉胃疼的时候喝一大杯冷牛奶会舒服许多，但是牛奶中的脂肪和钙含量很高，会刺激胃酸分泌，过一段时间以后有可能反而加重不适。因此，建议患者根据自身情况，少量饮用，而且不要空腹喝。

（2）胃食管反流时喝苏打水到底好不好

不光是苏打水，就算是白水都有助于稀释胃酸。苏打水微弱的碱性并不能中和胃酸，而且其中含有的大量二氧化碳容易引起胃部不适，造成胃胀。因此，不建议为了缓解反酸症状而饮用苏打水。

（四）反流性食管炎一日食谱举例

（1）食谱举例

早餐：大米粥（稻米 40g）

　　　酱蛋（鸡蛋，红皮、白皮均可，50g）

　　　馒头（软）（小麦粉 100g）

早餐后点心：草莓［草莓（洋莓，凤阳草莓）100g］

苹果（苹果100g）

午餐：白菜（大白菜100g）

米饭（软）（稻米120g）

嫩肉丝烩豆腐（瘦猪肉30g；豆腐200g，；食用油5g）

肉泥烧西葫芦（瘦猪肉60g；西葫芦150g；食用油5g）

晚餐：冬瓜汤（虾皮15g；冬瓜200g）

烩鱼虾丸［青鱼（青皮鱼，青鳞鱼）50g；河虾30g；食用油5g］

软饭（稻米100g）

（2）食谱分析：反流性食管炎患者按照食谱制作食物时，应按照烹饪原则，将食物尽量做得软烂，易消化、吸收，尽可能减少对食管和胃的刺激。

本食谱的类型为软饭，共提供能量1843.3kcal。其中提供碳水化合物315.5g，占总能量的68%；提供蛋白质91.5克，占总能量的20%；提供脂肪24.5克，占全天总能量的12%。脂肪含量较低，符合反流性食管炎患者清淡饮食的要求。除脂肪外，蛋白质、碳水化合物、维生素、矿物质等其他营养素必须供应充足。

在脂肪酸构成上，单不饱和脂肪酸占33%，多不饱和脂肪酸占40%，饱和脂肪酸仅占27%。不饱和脂肪酸总含量占到了73%。

不饱和脂肪酸具有保持细胞膜的相对流动性，以保证细胞的正常生理功能；使胆固醇酯化，降低血中胆固醇和三酰甘油；是合成人体内前列腺素和凝血恶烷的前驱物质；降低血液黏稠度，改善血液微循环；提高脑细胞的活性，增强记忆力和思维能力等作用。对老年人的健康更有益处，尤其是心血管疾病方面。

不饱和脂肪酸含量较高的食物有豆类、坚果类（如花生、葵花籽、核桃、巴旦木、沙漠果等）、鱼类（甲鱼以及各种深海鱼类）、蔬菜类（大蒜、洋葱、菜花、韭菜、姜、萝卜等）等。

胃食管反流病患者应该尽量避免摄入含有过多饱和脂肪酸的食物，如动物油脂、奶油、乳酪、肥猪肉、猪皮、鸡皮、鸭皮、火腿、培根、香肠、猪油、鸡油、牛油、油炸食品、素食、西点、糕点等。

十、消化性溃疡

消化性溃疡（peptic ulcer）主要指发生在胃和十二指肠的慢性溃疡，即胃溃疡（gastric ulcer）和十二指肠溃疡（odenal ulcer），因溃疡形成与胃酸/胃蛋白酶的消化作用有关而得名。

消化性溃疡与遗传因素、药物因素、环境因素和精神因素等有关，需要长期的调理和治疗。营养治疗的主要目的是促进溃疡面愈合，避免出现并发症，同时纠正贫血和营养不良。烹调方式上多选用蒸、煮、汆、软烧、烩、焖等，不宜采用油煎、炸、爆炒、醋溜、冷拌等方式加工食物。其饮食调节需要分阶段，从多方面入手。

（一）饮食原则

1. 急性发作出血期

绝对禁食，避免溃疡出血面受食物刺激而加重出血，减少胃酸分泌和胃蠕动，从而减轻对溃疡面的刺激。采用肠外营养补给适宜的热量（20~25kcal/kg）、液体及电解质。急性出血的患者要及时就医。

2. 出血停止后

开始进冷流食，每2~3小时给予100~150ml。食物选择冷豆浆、冷蛋羹、冷酸奶、冷藕粉等。

3. 恢复期

病情平稳后可以进食流食、少渣半流食、少渣软饭。少量多餐、定时定量，可根据病情每日进食4~6次。适当进食含膳食纤维食物，一方面纤维素可以增加食物的黏稠度，加速胃排空；另一方面纤维素中有一种脂溶性保护因子，具有防止溃疡发生和复发的作用。

（二）食物的选择

和反流性食管炎一样，应该选择营养价值较高、细软易消化的食物，如鸡蛋、豆浆、鱼、瘦肉等。避免或减少对病变部位有刺激的食物，包括：粗粮，如糙米、高粱米、玉米、小米等；杂豆类；多纤维或易产气蔬菜类，如芹菜、韭菜、生萝卜、芥蓝、竹笋、洋葱等；水果，如菠萝、草莓、山楂等；类油炸食品；有刺激性的调味品，如辣椒、芥末、花椒、咖喱粉、大蒜等；浓的肉汤、咖啡、浓茶、饮料；各类酒精类制品。病情稳定后可以逐渐恢复到普通饮食，但还是要避免含粗纤维多、粗糙和有刺激性的食物，尽可能减少对病变部位的刺激。

（三）常见问题

消化性溃疡老人能喝牛奶吗

现已证明，牛奶刺激胃酸分泌的作用比牛奶本身可中和胃酸的作用更强，本身并不是一种抗酸剂。所以消化性溃疡的患者经常喝牛奶不利于胃溃疡愈合。但是牛奶中的蛋白质和脂肪对消化性溃疡患者却是有益的，按照中国居民膳食指南的推荐量来饮用的话并不会有太大问题。老年患者每日可饮用牛奶，分两次在餐后饮用为宜。

（四）消化性溃疡一日食谱举例

（1）食谱举例

早餐：甜牛奶（牛奶250ml；白糖10g）

　　　大米粥（粳米25g）

　　　煮鸡蛋（鸡蛋，红皮、白皮均可，50g）

        馒头（面粉 50g）

午餐：软米饭（粳米 100g）

        烩熟草鱼片加嫩黄瓜片（草鱼 100g；黄瓜 40g；豆油 15ml；盐适量）

        番茄蛋花汤（去皮番茄 50g；鸡蛋 50g；豆油 15ml；盐适量）

午点：苹果（苹果 100g）

        苏打饼干 25g

晚餐：软米饭（粳米 100g）

        白菜炒肉片（瘦猪肉 50g；嫩白菜叶 50g）

        肉末豆腐羹（瘦肉末 50g；豆腐 100g）

（2）食谱分析：本食谱适合消化性溃疡恢复后，病情较稳定时食用，食物应软烂、易消化。急性出血期和出血期后的一段时间应按照上述饮食原则进食。本食谱共提供能量 2057kcal。其中含蛋白质 79.9 克，脂肪 76.0 克，碳水化合物 263.4 克，比例适宜，且避免了消化性溃疡患者禁忌的饮食，有利于患者恢复。

此外，食物中的纤维素不足也是引起消化性溃疡的病因，细软的食物在口腔中咀嚼的时间少，未能使唾液充分分泌，唾液不仅能帮助消化，还有中和胃酸、提高胃黏膜屏障的作用。因此，并不是吃细软的食物就好。本食谱中的水果和蔬菜就是为了增加膳食纤维摄取量而设计的。

十一、便秘

便秘（constipation）是指排便困难或费力、排便不畅、排便次数减少、粪便干结量少。调查显示，我国老年人便秘患病率高达 15% ~ 20%，女性多于男性，随着年龄的增长，患病率明显升高。

便秘是老年人常见的消化系统障碍。它不是一种独立的疾病，而是由许多因素引起的一组症状，需要采取综合的防治措施。首先应该针对引起便秘的原发病给予积极有效的治疗，同时积极配合对自身生活和饮食的调理。

（一）饮食原则

（1）避免过于精细的食物，适当用一定比例粗粮、薯类代替大米，保证每日 400g 新鲜蔬菜、300g 水果的摄入。

（2）建议每日饮水 1500 ~ 2000ml，宜饮用白开水，不宜饮用饮料、浓茶。短时多量饮水比分多次少量饮水效果好。但有严重的心、肾疾病和水肿的患者不适合多饮水，饮水量请咨询医生。

（3）可适量补充益生菌，如益生菌片、酸奶（一定是有活菌的酸奶，非调味酸奶）等。

（4）少食辛辣刺激性食物，如辣椒、花椒、大料、桂皮、韭菜等。

（5）忌饮酒、吸烟、喝浓茶、喝咖啡。

（6）养成定时排便的习惯，适当做一些运动。

（二）食物选择

多食蔬菜、水果及高纤维饮食。含膳食纤维丰富的食物有麦麸或糙米、粗粮、豆类及其制品、玉米、燕麦等，韭菜、芹菜、白菜、胡萝卜、木耳等蔬菜；含果胶丰富的水果如芒果、香蕉、桃、带皮苹果等。推荐每日摄入膳食纤维 25～35g。膳食纤维本身不容易被吸收，能吸附肠腔水分从而增加粪便容量，刺激结肠，增强动力，促进排便。适当增加油脂食物，如花生油、芝麻油、豆油等，但肥胖、糖尿病、高脂血症者不宜过量食量。

（三）常见问题

1. 怎样养成定时排便的规律

有了便意才能排便，那么没有便意时怎么办呢？建议每天选择固定时间在马桶上坐上 10 分钟左右，老年人体能下降，坐便也不会累。这个固定的时间选择自己认为适合的时间就可以，可以是清晨，可以是晚上，或者选择您大部分排便的时间段。同时，要把注意力集中在排便上，不可以再读书、看报纸等，否则你只是找了个地方坐了会，并不会对排便有帮助。很多人会有这样的疑问："一定要这样吗？可是我没有感觉啊！"是的，坚持下去，或许就有了感觉了。再配合药物或者生活调理，慢慢就能养成定时排便的习惯。关于药物，建议去正规医院咨询消化科医生，切不可乱吃药。

2. 便秘患者怎样进行生活调理

（1）规律生活，定时起居。尤其是对退休后的老年人来说，更应该养成健康的生活规律，生活规律不但对便秘者有益，对全身健康都是十分有益的。

（2）进食规律。三餐时间最好定时、有规律。饮食适量，不过饥过饱，也利于定时排便。

（3）适度运动，有助于排便。适当参加一些文体活动，尤其是久坐少动及精神高度集中的脑力劳动者，适当的体育锻炼特别是腹肌的锻炼，有助于胃肠道功能的改善，可促进肠道蠕动，改善便秘。

（4）情绪放松，劳逸结合。常见一些便秘者，上班期间便秘，休息期间缓解。这可能与精神紧张有关。越焦虑、紧张，便秘越重。

（5）尽量采取蹲位排便。蹲位排便时肛门和直肠角度拉得更直，便于粪便排出。

（6）重视便意，排便定时、有规律。排便时精神要集中。

3. 存在慢性便秘的老年患者该怎样运动

老年人参加体育运动不但能改善便秘情况，对保持身体健康更有益处，所以老年人应该多参加体育运动。但是由于老年人体能下降，骨骼、肌肉、内脏器官退化，应慎重选择运动方式。

根据自身体质情况选择适合自己的运动方式：身体条件允许的，可以选择慢跑、快走等。时间在每次 30~40 分钟，每周 3~4 次为宜。运动应该循序渐进，不可操之过急。对于患有慢性病的老年人来说，以运动后不累为度。不要久坐或躺，久坐以后可起来伸伸懒腰，围室内走几圈。坚持每天做几次深长的腹式呼吸，呼吸时膈肌活动的幅度较平时增加，能促进胃肠蠕动。

（四）老年人便秘食谱举例

（1）食谱举例

早餐：荞麦（带皮荞麦 100g）

牛奶（牛乳 220g）

煮鸡蛋（鸡蛋 50g）

早餐后点心：小米粥（小米 100g）

午餐：百叶烧肉（瘦猪肉 50g；千张 50g）

炒苋菜（紫）[苋菜（紫）150g]

高粱米粥（高粱米 50g）

芹菜牛肉丝（瘦牛肉 50g；芹菜茎 150g）

晚餐：炒韭黄[韭黄（韭芽）100g]

二米饭（小米 50g；稻米 50g）

清炒笋子[白笋（干）50g]

盐水河虾（河虾 100g）

（2）食谱分析：本食谱共提供能量 1594.3kcal。提供蛋白质 107.8g，占总能量的 27%；脂肪 35.1g，占总能量的 20%；碳水化合物 212g，占总能量的 53%；且食谱中含有膳食纤维 44.4g。在上述内容中，相信大家都已经了解了膳食纤维在预防和治疗老年人便秘过程中的重要性，食谱中的荞麦、苋菜、高粱米、韭黄、白笋、小米等都是含纤维素较高的食物，因此适合有便秘的老年患者食用。

（五）顺便推荐几种老年人便秘适合食用的食物

1. 木耳鹌鹑蛋汤

原料：白木耳 50 克，鹌鹑蛋 5 个，冰糖 30 克。

做法及用法：先将鹌鹑蛋煮熟去皮待用，再将白木耳用清水浸泡 12 个小时，然后加入冰糖和鹌鹑蛋一同炖煮 10 分钟即成。此汤可在每天早晨空腹时食用。

食用功效：此汤适合因胃下垂引起的便秘者食用。

2. 百合羹

原料：百合 250 克，蜂蜜适量。

做法及用法：将百合加适量的清水煮成糊状，然后加入蜂蜜拌匀后即成。此羹可每日吃 1 次。

食用功效：此羹润肠通便，适合便秘者食用。

3. 芝麻粥

原料：黑芝麻 10 克，粳米 250 克，蜂蜜适量。

做法及用法：先将黑芝麻炒熟待用，再将粳米加适量的清水入锅煮粥，煮至八成熟时加入炒熟的黑芝麻和蜂蜜，搅拌均匀后稍煮即成。此粥可每日早、晚各吃 1 次。

食用功效：此粥适合大便干燥者食用。

消化系统疾病的防治离不开饮食治疗的支持。消化系统疾病的发生、发展和治疗与饮食都有密不可分的关系。因此消化系统疾病患者更要掌握疾病的饮食原则，对于预后和预防都十分关键。

十二、糖尿病

糖尿病既是一种古老的疾病，又是一种年轻的疾病。说它古老，是因为有文献记载的糖尿病历史可追溯到 2000 多年以前；说它年轻，是因为对糖尿病的真正认识从近代才开始，这时，糖尿病像洪水猛兽一样向我们逼近，已经严重威胁着人类的健康与寿命。每年的 11 月 14 日是"世界糖尿病日"。最新研究发现，全球成人糖尿病患者数达 4.22 亿，其中低、中等收入国家的患病率增长最快。中国是一个糖尿病大国。随着医学的发展，人们对于糖尿病的认识，也是从雾里看花到剥茧抽丝。

众所周知，糖类是生命活动最主要的能量来源，其形式多种多样，但最终都是转化为葡萄糖被细胞利用，而进入细胞就需要胰岛素的参与。胰岛素的功能是帮助营养物质进入组织细胞，提供细胞正常活动需要的能量，其作用相当于一把钥匙，打开葡萄糖进入细胞的大门，让葡萄糖顺利进入细胞。当身体不能分泌胰岛素（如 1 型糖尿病）或细胞对胰岛素的反应不好（如 2 型糖尿病）时，就会导致葡萄糖不能进入细胞而聚集在血液内，造成血糖上升。当血糖水平升高至一定水平时，超过肾脏所能承受的极限，葡萄糖便会从尿液中"漏"出，故称糖尿病。另外，体内的脂肪、蛋白质和碳水化合物代谢也会发生异常。

从知道自己患病开始，许多糖尿病患者的饮食受到限制。"吃不饱、吃不好"，相信是每一位糖尿病患者的体会。世界卫生组织将糖尿病列为三大疑难病之一。25% 的糖尿病患者有营养不良，70% 以上患者经常感到没吃饱，同时又有62% 的患者体重超标。这种状态的产生除了由于糖尿病患者本身代谢功能紊乱外，饮食不当也是一个重要的原因。

其实，糖尿病患者可以像健康人一样追求饮食的"色、香、味"。只要饮食合理，就能保证健康，与美味结缘。

糖尿病的饮食疗法不是为了控制糖尿病而专门设制的特别饮食，不是可望不可及的、难以做到的治疗方法，它是不过食、不偏食且有一定规律的饮食原则。这个原则适用于所有的糖尿病患者，也适用于正常人。实践证明，只要饮食控制得当，糖尿病患者就能像健康的正常人一样学习、工作和生活，所以说控制饮食并不降低糖尿病患者的生活质量。

（一）饮食原则

糖尿病患者的科学饮食好比金字塔。第一层次：主粮，包括各种粮食、绿叶蔬菜等，糖尿病患者要多吃。第二层次：有一定热量的食物，包括瘦肉、花生米等，糖尿病患者可以适量吃。第三层次：高热量的食物，如肥肉等，糖尿病患者也可以进食少许"解解馋"。第四层次：纯糖制品，糖尿病患者要严格控制。

糖尿病饮食治疗应该遵循以下原则：①合理控制总热能，热能摄入量以达到或维持理想体重为宜；②平衡膳食，选择多样化、营养合理的食物；③放宽对主食类食物的限制，减少单糖及双糖的食物；④限制脂肪摄入量；⑤适量选择优质蛋白质；⑥增加膳食纤维摄入；⑦增加维生素、矿物质摄入；⑧提倡少食多餐，定时定量进餐。

糖尿病患者在饮食中应选择升糖指数较低的食物。

常见食物升糖指数如下：

升糖指数为 115～90 的食物：麦芽糖、葡萄糖、玉米松饼。

升糖指数为 89～80 的食物：膨化大米、糯米、速溶方便米粉、油炸/烤土豆。

升糖指数为 79～70 的食物：南瓜、蜂蜜、高粱、紫米（早熟）、西瓜、胡萝卜、小米、白小麦粉面包、膨化小麦、烤玉米碎片、玉米粥、夹心面包、炸油饼、精白面面包。

升糖指数为 69～60 的食物：全小麦粉面包、玉米面、大麦粉面包、木薯、香蕉（未熟）、全黑麦粉面包、燕麦粉面包、汉堡小圆面包、脆皮面包、粗粒小麦粉面包、（燕）麦片混合面包、小麦饼干、全黑麦饼干、营养谷类早餐、麦片粥、燕麦片粥、葡萄干、无籽葡萄（鲜）、菠萝、土豆（新）、蒸/煮土豆泥。

升糖指数为 59～50 的食物：大米、紫米（褐色大米、糙米）、土豆（煮/烤）、山芋、山药、甘薯、荞麦、甜玉米（穗）、米粉、无核葡萄干、香蕉、芒果、猕猴桃、鲜桃汁（罐装，浓/淡）、柑汁、橙汁、绿豆粥、燕麦片（粥）。

升糖指数为 49～40 的食物：乳糖、橘子、橙子、柑子、葡萄（鲜）、苹果汁、柚子汁、梨汁、菠萝汁（未加糖）。

升糖指数为 39～30 的食物：馄饨、鸡蛋面、意大利式细面条、黑麦仁、小麦仁、营养（粗）面粉、苹果、梨、未熟香蕉、干杏、酸奶、玉米粥、西红柿汤、鱼翅。

升糖指数为29～20的食物：大麦仁、香肠、全脂牛奶、果冻（不含奶）、鲜桃、鲜桃汁（纯天然）、葡萄柚子、李子、樱桃。

升糖指数为19～14的食物：花生、低脂牛奶。

（二）常见问题

1. 饮食治疗会降低糖尿病患者的生活质量吗

控制糖尿病的治疗措施有药物治疗、饮食治疗、运动疗法等，不管采用哪种措施，其目的均应是纠正代谢紊乱，使血糖、血脂达到或接近正常值并消除症状，防止或延缓血管或神经系统并发症的发生与发展。为了维持健康，必须摄取营养平衡的饮食，同时为了控制糖尿病，还需要适当限制一些对血糖和并发症控制不利的食物，另外，对每天所要食用的食物要有定量的概念，不能想吃什么就吃什么，想吃多少吃多少。

2. 糖尿病饮食是多吃肉少吃饭吗

糖尿病饮食首先是平衡膳食，各种营养素之间需保持一定的比例。肉食品所含的脂肪和蛋白质同样也能升高血糖水平。若碳水化合物不按照50%～60%的比例摄入，将可能导致脂肪的过度分解，出现酮症，甚至发生酸中毒。因此，糖尿病患者的主食量一般不宜少于150～200克，并不是一味地多吃肉少吃饭。

3. 糖尿病患者是不能吃水果吗

患者可以选择水果，但必须掌握时机以及数量。血糖控制平稳时（餐后2小时血糖在10 mmol/L以下），空腹血糖最好在7.8mmol/L以下并稳定一段时间以后才可以选用水果。应将水果的热量计入每日总热能之内，选用时减去相应的碳水化合物的量。吃水果最好在两餐之间做加餐用，既不至于血糖太高，又能防止低血糖发生。水果中杨桃、柚子、李子、橘子等含糖量相对较低；而香蕉、红枣、荔枝、柿子、龙眼含糖量相对较高。

4. 糖尿病患者的其他误区

（1）单纯控制主食的摄入就等于饮食治疗，饭吃的越少对病情控制越有利；

（2）咸的食品或含甜味剂的糖尿病专用食品不需控制摄入；

（3）多吃食物只要加大口服降糖药剂量就可以使血糖正常；

（4）饮食控制已非常严格，吃点零食充饥没有关系；

（5）少吃一顿就不用再吃药；

（6）采用胰岛素治疗后饮食就不需要再控制了；

（7）植物油中含有多量的不饱和脂肪酸，比动物油要好，因此不需要限制植物油摄入；

（8）膳食纤维对于控制血糖有利，因此每日只吃粗粮不吃细粮；

（9）用尿糖试纸是否变色评价食物是否含糖；

（10）山楂（红果）或流传的降糖食疗方法都可以降糖，无须限制；

（11）吃馒头比吃米饭升血糖更高；

（12）不吃糖，但可以多吃些蜂蜜。

5. 糖尿病患者为什么要采用分餐制

为了减轻胰岛的负担，使之合理分泌胰岛素，糖尿病患者一日至少进食3餐，而且要定时定量。注射胰岛素或易出现低血糖以及血糖居高不下的患者还应在三次正餐之间增添2~3次加餐，即从三次正餐中匀出一部分主食留作加餐食用（例如烤馒头干、咸面包、苏打饼干等）。这是防止低血糖、控制高血糖行之有效的措施，非常值得提倡。

6. 什么是成功的饮食治疗

（1）平衡饮食、运动及药物治疗；

（2）始终如一地控制总热能；

（3）尽其所能享受生活的乐趣；

（4）与个人文化背景、饮食习惯、个人爱好相吻合，便于长期坚持；

（5）医生、营养师、护士、患者、家属携手共进。

（三）食谱举例

您每天需要多少热量呢？如果您是一个小个子，每天都运动的女人，或者您是一个中等个子，但不太运动的女人，那么您需要1200~1600kcal的热量；如果您是一个大个子的女人，或者是一个小个子的男人，又或者您是一个中等个子，但不太运动的男人，那么您需要1600~2000kcal的热量；如果您是一个中等个子的男人或者是一个大个子的女人，每天运动或从事体力劳动，那么您需要2000~2400kcal的热量。

下面有不同热量的食谱，供您参考。您应根据自身所需热能，选择相应热能食谱，会有利于您的病情稳定与康复。

1. 1200kcal 能量食谱

（1）食谱一

早餐：苏打饼干50g，牛奶150ml。

午餐：米饭50g，猪舌30g，莴苣笋300g，豆油10g，梨250g。

晚餐：面条50g，豆腐50g，荠菜150g，鸭蛋1个，豆油10g。

（2）食谱二

早餐：豆浆300ml，鸡蛋1个（50g），馒头1两，咸菜少许。

午餐：米饭50g，虾仁炒油菜（虾仁50g、油菜200g、烹调油10g）。

晚餐：米糕 50g，肉丝炒芹菜丝（肉 50g、芹菜 150g、烹调油 10g），拍拌黄瓜（黄瓜 150g）。

2. 1400kcal 能量食谱

（1）食谱一

早餐：馒头 50g，豆奶 300nl。

午餐：面条 75g，瘦牛肉 75g，豆腐 160g，洋葱 120g，草莓 300g，豆油 10g。

晚餐：米饭 100g，瘦猪肉 30g，茭白 250g，豆油 10g。

（2）食谱二

早餐：豆浆 300ml，煮鸡蛋 1 个，小烧饼 1 两，泡菜少许。

午餐：米饭 75g，葱烧海参（葱 30g、水发海参 300g、烹调油 10g），小白菜汤（小白菜 150g、烹调油 2g、盐 <2g）。

晚餐：馒头 50g，玉米面粥 25g，清蒸鱼（鱼肉 80g、烹调油 2g），素炒菠菜（菠菜 250g、烹调油 8g）。

3. 1600kcal 能量食谱

（1）食谱一

早餐：苏打饼干 50g，牛奶 150ml。

午餐：馄饨皮 100g，猪肉 20g，香豆腐干 50g，胡萝卜 200g，豆油 10g，梨 1 个（梨 200g）。

晚餐：米饭 50g，海虾 200g，蒜苗 150g，豆油 10g。

（2）食谱二

早餐：花卷 50g，豆浆 350ml。

午餐：面条 125g，鲳鱼 80g，胡萝卜 200g，豆油 10g，苹果 200g。

晚餐：米饭 100g，臭干 80g，猪肉 20g，茭白 450g，豆油 10g。

4. 1800kcal 能量食谱

（1）食谱一

早餐：咸面包 75g，牛奶粉 35g。

午餐：米饭 125g，墨鱼 150g，香豆腐干 50g，芹菜 450g。

晚餐：米饭 100g，红壳鸡蛋 1 个，丝瓜 250g，豆油 10g。

（2）食谱二

早餐：牛奶 1 袋，煮鸡蛋 1 个，咸面包片 2 片。

午餐：米饭 100g，肉片烧菜花（肉片 80g、菜花 200g、烹调油 10g），蒜拌海带丝（水发海带 100g）。

加餐：苹果 1 个（200g）。

晚餐：玉米熬芋头 100g，雪里蕻炒肉（瘦肉丝 50g、雪里蕻 100g、烹调油

10g)，番茄南豆腐汤（番茄 100g、南豆腐 100g）。

睡前半小时：苏打饼干 50g。

5. 2000kcal 能量食谱

（1）食谱一

早餐：年糕 150g，鹌鹑蛋 30g，酸奶 120ml。

午餐：面条 125g，带鱼 90g，刀豆 120g，百叶 60g，豆油 20g，枇杷 400g。

晚餐：米饭 125g，猪大排 50g，菠菜 200g，豆油 10g。

（2）食谱二

早餐：牛奶 1 袋，茶鸡蛋 1 个，花卷 50g，大米粥 25g。

加餐：无糖饼干 25g。

午餐：米饭 125g，牛肉烧冬瓜（牛肉 100g、冬瓜 200g、烹调油 15g），番茄切片（番茄 200g）。

加餐：猕猴桃 1 个（200g）。

晚餐：荞麦肉丝面（荞麦面条 125g、肉丝 50g、油菜 100g、豆腐干 50g、木耳少许、烹调油 10g），泡菜少许。

睡前半小时：苏打饼干 50g。

6. 2200kcal 能量食谱

（1）食谱一

早餐：咸烧饼 100g，油条 1 根，牛奶 300ml。

午餐：米饭 150g，草鱼 200g，发芽豆 40g，豆油 20g，橙子 260g。

晚餐：米饭 150g，鸡翅 60g，番茄 220g，素鸡 40g，豆油 10g。

（2）食谱二

早餐：馒头 100g，豆浆 350ml。

午餐：米饭 150g，河虾 150g，胡萝卜 250g，豆油 20g。

晚餐：面条 125g，豆腐 120g，猪肉 30g，荠菜 200g，鲜蘑菇 400g，豆油 10g。

糖尿病患者每天主食必须吃够，不得少于 300 克（干品）；主食做到大米、面粉混合食用才有益健康，即一天两顿大米主食、一顿面主食，或一顿大米主食、两顿面主食；每天所食蔬菜必须依照"糖尿病饮食治疗规则"上指定的品种进行选择，必须吃够 500 克以上；每天所食蔬菜品种和副食要多样化，不要单调；食盐不超过 6 克；食用油用植物油，以不超过 18 克为宜。

另外，含糖量为 3% 以下的蔬菜，有以下几种，可供糖尿病患者选择：大白菜、圆白菜、菠菜、油菜、韭菜、茼蒿、芹菜、苤蓝、莴苣、笋、西葫芦、西红柿、冬瓜、苦瓜、黄瓜、茄子、丝瓜、芥蓝菜、瓢菜、塌棵菜、蕹菜、苋菜、龙须菜、绿豆芽、鲜蘑、水浸海带等。

十三、痛风病

痛风是一种非常古老的疾病，伴随人类文明发展的全过程，在古代被称为"帝王病"，在许多古籍中都有记载。从出土七千多年的埃及木乃伊上，已发现了尿酸性肾结石。十八世纪以前对痛风的认识包括：富裕与权利的疾病；暴饮暴食，无节制；较少患其他疾病；上层社会追求的标识。我们所熟知的培根、达尔文、牛顿、富兰克林等都患有痛风病。到了现代社会，随着生活水平的提高，痛风又成为一种常见的文明病、富贵病，甚至被称为"病中之王"。痛风发作时多发病于四肢骨节，如虎咬之状，故也有"白虎历节风"之称。作为一种终身性疾病，痛风一般不会对患者的寿命有较大影响，但大大降低了患者的生活质量，使得他们承受了很大的身心痛苦。

近年来，我国痛风的患病率为1%~3%，并呈逐年上升趋势，且逐步年轻化，男女比15:1。超过50%的痛风患者超重或肥胖。痛风患者最主要的就诊原因是关节痛，其次为乏力和发热。男女发病诱因有很大差异，男性患者最主要为饮酒诱发，女性患者最主要为高嘌呤饮食诱发。

痛风患者发病时非常痛苦，而高嘌呤、高热量、高蛋白的饮食，是痛风患者的致命杀手。

痛风患者在饮食方面究竟要不要"忌口"，这是许多患者十分关心的问题。虽然食物中所含的嘌呤不是痛风发病的主要原因，但是无节制的饮食可使血尿酸浓度迅速达到随时发作状态，因此，控制含嘌呤高的食物，减少关节炎的急性发作次数仍然是必要的。

饮食治疗的目的在于，通过饮食控制和药物治疗，完全可以控制痛风症急性发作，阻止病情加重和发展，逐步改善体内嘌呤代谢，降低血中尿酸的浓度，减少其沉积，防止并发症。

（一）饮食原则

那么，痛风患者有哪些饮食禁忌呢？如果你也是高尿酸血症或痛风的一员，以下的饮食建议可以帮你远离痛风之苦。

1. 保持理想体重

痛风常并发肥胖、糖尿病、高血压及高脂血症，因此建议超重或肥胖者应该减轻体重，体重最好能低于理想体重10%~15%；总热量根据患者理想体重按休息状态计算，通常不超过每日25~30kcal/kg。但切忌减重过快，应循序渐进，以每周减轻体重0.5~1.0kg为宜，否则容易导致酮症或痛风急性发作。

2. 高碳水化合物

高碳水化合物包括谷类、蔬菜和水果，应占总热量的65%~70%。如此，可以减少脂肪分解产生酮体，有利于尿酸盐排泄。但应尽量少食精制糖（蔗糖、白砂糖等）。

3. 中等量蛋白质

蛋白质应占总热量的 11% ~ 15%，通常每日为 0.8 ~ 1.0g/kg。主要选用牛奶、奶酪、脱脂奶粉和蛋类的蛋白部分。因为它们是富含必需氨基酸的优质蛋白，嘌呤含量少，对痛风患者几乎不产生不良影响。

4. 低脂肪

总热量的其余部分，则以脂类补充，通常为 40 ~ 50g/d。由于脂肪氧化产生热量，约为碳水化合物或蛋白质的二倍，为降低患者体重，无疑应该限制。痛风并发高脂血症者，脂肪摄取应控制在总热量的 20% ~ 25% 以内。脂肪的摄入量应控制在每日 60g 以下，并限制饱和脂肪酸的摄入，不建议食用动物油。

5. 大量喝水

为促进尿酸排泄，宜多饮水，每日应该喝水 2000 ~ 3000ml，要使每日尿量保持在 2000ml 以上。

6. 少吃盐

每天应该限制在 2 克至 5 克以内。钠的过量摄入会导致痛风石的产生，并且痛风患者往往伴随着高血压等并发症，大量吃盐会加重肾脏负担，同时加重高血压，高血压又进一步损伤肾脏，导致尿酸排泄障碍，形成恶性循环。

7. 禁酒

酒中所含的乙醇能使血乳酸浓度升高，后者可抑制肾小管对尿酸的分泌，可降低尿酸的排出；同时乙醇还能使尿酸合成增加。研究表明，乙醇对痛风的影响比膳食严重得多，特别是在饥饿后同时大量饮酒和进食高蛋白高嘌呤食物，常可引起痛风性关节炎的急性发作。即使是啤酒，因其中含有大量的嘌呤，也不宜饮用。还应注意避免暴饮暴食或饥饿。

8. 少食用强烈刺激的调味品或香料

禁用强烈香料及调味品，如酒和辛辣调味品，因咖啡碱、茶叶碱和可可碱在体内代谢中并不产生尿酸盐，反而有碱化尿液，促使尿酸排出的好处。故可适量选用咖啡、茶叶和可可。

9. 维生素和矿物质

供给充足 B 族维生素和维生素 C。蔬菜 500g/d，水果 200 ~ 350g/d；蔬菜、水果中的钾元素，有利于促进体内尿酸排出。

10. 限制嘌呤摄入

痛风是由嘌呤代谢紊乱引起来的，嘌呤是细胞核中的一种成分，只要含有细胞的食物就含有嘌呤，动物性食品中嘌呤含量较多。所以患者应禁食富含嘌呤类物质的食物。

正常人嘌呤摄取量为 600～1000mg/d，痛风患者应长期控制嘌呤摄入。痛风发作的急性期应选用低嘌呤饮食，摄入量在 150mg/d 之内，故需选含嘌呤低的食物。禁用含嘌呤高食物，研究显示进食无嘌呤饮食 7 天后血中尿酸浓度可降低 1.2mg/L 左右。

只要遵循上述饮食原则，持之以恒，大部分患者可以达到降低血尿酸的目的。

（二）饮水注意事项

（1）饮水习惯：要养成饮水习惯，不可平时不饮，临时暴饮。

（2）饮水时间：不要在饭前半小时内和饱食后立即饮大量的水，这样会冲淡消化液和胃酸，影响食欲和妨碍消化功能。饮水最佳的时间是两餐之间及晚上和清晨。晚上指晚餐后 45 分钟至睡前这一段时间，清晨指起床后至早餐前 30 分钟。

（3）饮水与口渴：一般人的习惯是口渴时才饮水，痛风患者应采取主动饮水的积极态度，不能等有口渴感时才饮水，因为口渴明显时体内已处于缺水状态，这时才饮水对促进尿酸排泄效果较差。

（4）饮茶：我国有许多人平时喜欢饮茶，痛风患者可以用饮茶代替饮白开水，但茶含有鞣酸，影响铁和钙的吸收。另外，茶中的鞣酸尚可与某些蛋白质相结合，形成难以吸收的鞣酸蛋白。所以如果餐后立即饮茶，会影响营养物质的吸收。较好的方法是餐后 1 小时开始饮茶，且以淡茶为宜。

（三）痛风食谱举例

1. 急性痛风发病期

早餐：牛奶 250ml，面包（富强粉 50g）

午餐：鸡蛋炒黄瓜（鸡蛋 35g，黄瓜 200g，油 10g），米饭（大米 100g）

加餐：两餐间食牛奶（脱脂）250g，苹果 1 个（150g）

晚餐：番茄鸡蛋面（番茄 100g，鸡蛋 50g，富强粉 100g），油 8g

本食谱提供蛋白质 68g，脂肪 36g，碳水化合物 215g，嘌呤 37mg，总热量 1600kcal，全食谱的嘌呤含量低。

2. 痛风缓解期

早餐：低脂牛奶 250ml

　　　全麦面包 150g

　　　香蕉 150g

午餐：米饭 150g

　　　肉片烧洋葱（瘦肉 50g，洋葱 100g，胡萝卜 50g，油 10g）

　　　西红柿炒洋白菜（西红柿 50g，洋白菜 200g，油 5g）

晚餐：米饭 150g

　　清蒸鱼（150g，油7g）

　　蒜茸油菜（油菜100g，油5g）

　　苹果200g

　　盐：3~5g，折合酱油15~25ml

　　本食谱提供能量2200kcal，碳水化合物360克提供总能量的64%，蛋白质77克提供总能量的15%，脂肪55克提供总能量的21%。

　　以上两个食谱都是根据痛风患者饮食原则编制，食谱中的嘌呤含量有利于痛风患者控制病情。

十四、肥胖症

　　"咦，近来有些发福呦！"久未谋面的朋友，见面时以这样的方式开场不在少数。"你吃了吗？"这句话也是中国人见面打招呼的一个标志性语言？如今，胖瘦已经成了亲戚朋友相聚讨论的话题之一。每年的5·11是世界防治肥胖日，为什么选择5月11日呢？原来，5·11的谐音是"我要1"，最后的"1"代表苗条，通俗地讲就是"我要瘦"。前段时间，有医学权威杂志发布了全球肥胖数据，中国已经成为世界上肥胖人口最多的国家。在这些人群中，你是否就是其中一员呢？

　　从老年的生理学角度来讲，老年肥胖会使老年人的各器官负担进一步加重，对老年人的健康十分不利。加上老年人的代谢能力降低，骨质相对疏松，肥胖会让脊柱和四肢的关节负担加重，容易引起腰酸背痛和关节变形。但是正由于老年人体质情况的特殊性，老年人在减肥过程中更应该注意以下这些问题。

　　（1）当老年肥胖患者合并多种疾病时，治疗疾病为先，控制体重只是为了更好地控制疾病。人体的血压和体重就是明显的正相关，所以老年高血压患者更应该积极控制体重。

　　（2）老年肥胖者在减肥过程中要有耐心，减重速度在3个月减重1~2公斤最好，减肥过程中以不感觉饥饿、无疲劳感最佳。

　　（3）老年患者不可过度节食。如果有可能的话请在专业营养师的指导下进行适当饮食控制。

　　（4）在运动方式上应选择一些柔和的运动方式，如慢走、快走等。

　　（一）饮食原则

　　（1）控制能量摄入。根据肥胖的程度，每日热能可减少500~1000kcal，控制能量摄入应循序渐进，不能过快、过猛，防止影响健康。每日能量摄入不应低于1000kcal。

　　（2）保证营养平衡。在限制热能的范围内，合理安排蛋白质、脂肪、碳水化合物的进量，保证无机盐和维生素供给充足。

①蛋白质供热比占15%~20%，优质蛋白质占50%以上。减肥中不提倡完全素食。

②限制脂肪摄入量，供热比应低于25%，其中饱和脂肪应低于7%，控制烹调油在10~20g/d。

③碳水化合物的进量可适当减少，一般占总热量的45%~60%，谷类食物应作为能量的主要来源。

④新鲜水果和蔬菜应作为无机盐、维生素的主要来源，同时含有较多的无机盐和水分、膳食纤维，有充饥功能。

（3）注意烹调方法：食物应以蒸、炖、拌、卤、水滑等少油烹调方法制备为主，以减少用油量，为了减少水在体内的潴留，同时应限制食盐和酱油、味精的摄入。

（4）养成良好的生活习惯。

①一日三餐，定时定量。减少一餐或晚餐进食过多，均不利于减肥。

②少吃零食、甜食和饮料。少数零食尤其是坚果类如花生、核桃、开心果、瓜子等，均含有极高的热能和脂肪，不利于减肥。

③吃饭细嚼慢咽。这样能延长进餐时间，达到饱腹的作用。

（5）俗话说"七分吃、三分练"，饮食控制配合积极的体育锻炼，必要时选择适合的药物治疗，才能够达到理想的效果。不同活动消耗90kcal所需的时间如表8-3所示。

8-3 不同活动消耗90kcal所需的时间

活动项目	时间（min）	活动项目	时间（min）
睡眠	80	步行、跳舞、游泳	18~30
坐、写字、手工缝纫	50	体操、购物、上下楼	25
电动打字	45	熨衣、打高尔夫球	25
弹钢琴、剪裁、打台球	40	骑自行车	15~25
办公室工作	35	打乒乓球、排球	20
铺床、扫地	30	打羽毛球、网球	15
缝纫、机器缝纫	30	长跑、爬山、打篮球、踢足球	10

（二）常见问题

1. 减肥期间应包括哪些食物

（1）粮谷类：粗细搭配，粗粮为主；

（2）蔬菜类：绿色蔬菜为主，兼顾五颜六色；

（3）水果类：低升糖指数水果为佳；

（4）肉类：精瘦猪肉、鱼肉、去皮鸡胸肉等肉类为佳；

（5）蛋类：水煮鸡蛋1个或者蛋白2个；

（6）奶类：鲜牛奶及其制品，若奶制品过敏者可替换为豆浆等豆制品；

（7）豆制品：可用北豆腐或者南豆腐，豆浆，豆干；

（8）油脂类：选用含多不饱和脂肪酸的植物油或者橄榄油为佳。

2. 减肥时期的能量怎么确定

正常人每人每天每公斤体重需要 25～35kcal 的能量，例如一个 60kg 的女性，每天大概需要 1500～2100kcal 的能量。减肥期间适当减少摄入量，不建议老年人过度节食，从食物结构上改变饮食习惯最佳。如果需要，请在专业营养师或医生的指导下适当节食。

（三）食谱举例

肥胖患者每日摄入 1600～1700kcal 热量食谱举例

食谱（一）普通饭 1600～1700kcal 热量摄入

早餐：菜肉包（小麦粉 50g，猪肉 25g，小白菜 50g）

　　　酸奶（酸奶 100g）

加餐：苏打饼干（苏打饼干 50g）

午餐：米饭（稻米 50g）

　　　青椒炒鸡蛋（鸡蛋 50g，青椒 100g）

　　　小白菜豆腐汤（豆腐 50g，小白菜 100g）

加餐：苹果（苹果 200g）

晚餐：炒青菜（小白菜 150g）

　　　米饭（稻米 50g）

　　　清炒胡萝卜（胡萝卜 100g）

其他：盐（精盐 3g）

　　　植物油（混合油 20g）

食谱（二）普通饭 1600～1700kcal 热量摄入

早餐：全麦面包（全麦面包 75g）

　　　牛奶（牛奶 250ml）

　　　水煮鸡蛋（鸡蛋 50g）

加餐：苏打饼干（苏打饼干，25g）

　　　香蕉（香蕉 100g）

午餐：拌菠菜（菠菜 100g）

　　　黄瓜炒鸡丁（黄瓜 150g，鸡胸肉 50g）

　　　米饭（稻米 50g）

加餐：燕麦粥（燕麦 25g）

　　　苹果（苹果 100g）

晚餐：炒青菜（小白菜150g）

　　　玉米面发糕（发糕75g）

　　　拌黄瓜（黄瓜100g）

其他：盐（精盐3g）

　　　植物油（橄榄油20g）

补充说明：饮用牛奶不适者可将牛奶换成酸奶，大概250ml牛奶换算为200g酸奶，若引用酸奶也会出现不适症状，可更换为350ml豆浆。

十五、骨质疏松症

骨质疏松是中老年人常见的病证之一，特别是绝经期后的女性，发病率更高，远远高于同龄男性。轻度的骨质疏松则会出现周身骨痛、乏力、自发性骨折等。因此中老年人应注意调整饮食，积极预防和治疗骨质疏松。

（一）饮食原则

1. 保证充分钙的摄入

保证800~1000mg/d钙的供应。我国成人钙摄入量为800mg/d，绝经后妇女和老年人每日钙推荐摄入量为1000mg/d。

2. 保证充分磷的摄入

保证1~1.5g/d磷的摄入，但不能过高。过量摄入可能诱发骨质疏松症，因此应注意磷的摄入量要适宜。

3. 补充足够的维生素D

阳光和维生素D补充剂是人体获取维生素D的最佳途径。适当增加日光浴，可增强钙的吸收能力。骨质疏松需要维生素D补充剂时，以800~1200IU/d为宜。

4. 补充充足的蛋白质

充足的蛋白质可以增加骨的完整性，进而提高老年人的肌肉力量和免疫力。

（二）食物选择

1. 富含钙质食品

（1）鱼类：鱼肉中含有丰富的钙、磷、硒等人体必需的矿物质。因此骨质疏松的老人要注意多吃鱼，每周至少有2~3餐鱼类最佳。鱼肉也是优质蛋白质的良好来源。

（2）豆类：大豆中含有丰富的钙、磷、铁等矿物质，可以有效防止贫血和骨质疏松的发生。此外，大豆含优质蛋白40%以上，有多种人体必需的氨基酸。大豆还含有丰富的维生素E和大豆角苷，可防止氧化脂质生成，降低血清胆固醇，防止动脉粥样硬化。传统方法制作豆腐时使用的"卤水"中含有大量的钙，是补钙的良好选择。

（3）乳制品：牛奶、酸奶等乳制品中含有丰富的蛋白质和人体易吸收的钙，也是预防和治疗骨质疏松的良好选择。

此外，蔬菜类（海带、木耳、芹菜等）、坚果类（核桃仁、杏仁、松子仁等）以及其他强化钙质的食品也是钙的良好来源。

2. 多选用含维生素 D 的食物

海鱼、动物内脏、瘦肉、奶制品、蛋类等含有丰富的维生素 D，如沙丁鱼、鳙鱼、青鱼、牛奶、鸡蛋等。但动物内脏往往含有大量的饱和脂肪酸和胆固醇，不推荐老年人过多食用。

3. 禁忌食物

含高磷酸盐食品添加剂的食物、动物内脏、咖啡等。因为动物内脏中往往含有极高的磷、胆固醇和脂肪。咖啡中含有的咖啡因能够减少钙吸收，因此应避免以上食物的过多摄入。

（三）常见问题

1. 只吃钙补充剂能不能补钙

国家曾出台过各项政策法规为防治骨质疏松做出指导。

2012 年 10 月 10 日原卫生部发布《防治骨质疏松知识要点》第五条：骨质疏松症的预防，老年人积极改善饮食和生活方式，坚持钙和维生素 D 的补充可预防或减轻骨质疏松。

2013 年中国老年协会骨质疏松分会《中国人群骨质疏松防治手册 2013 版》中建议：超过 50 岁后建议口服足够的钙剂（每天 1200 毫克）及足够的维生素 D（每天 800～1000IU）。

可见，补充充足的维生素 D 和钙元素是预防及治疗骨质疏松的重要措施。治疗骨质疏松不是单纯地补钙就可以，药物、饮食、运动锻炼缺一不可。

2. 骨头汤能补钙吗

很多人认为喝骨头汤可以补钙，骨折、骨质疏松的人经常大碗大碗地喝骨头汤，但事实并不是这样。正常成年人每日需要 800 毫克钙，而每碗骨头汤的含钙量也就 20 毫克，喝 40 碗骨头汤才能满足每天的钙需要量。更何况骨质疏松的老年人每天需要的钙更多，而且骨头汤里含有大量的脂肪，对我们的心血管系统尤其是有血脂代谢异常的老年人都有严重的危害。

3. 得了骨质疏松还能运动吗

答案是：可以。生命在于运动，然而，一些骨质疏松患者却对运动敬而远之，害怕一不小心就会骨折。但事实上，体育锻炼对于预防和减轻骨质疏松有积极作用。保持正常的骨密度和骨强度需要不断地运动刺激，缺乏运动就会造成骨量丢失。

4. 骨质疏松可以做哪些运动

骨质疏松患者的骨骼比较脆弱，运动时要格外小心，能做的运动主要包括以下几种。

（1）力量训练：如举哑铃，有助于加强手臂和脊柱肌肉的力量，减少骨骼内矿物质的流失。

（2）耐力运动：如慢跑、快走、骑车等，有刺激骨形成和抑制骨吸收的作用，能增强背部、臀部和腿部的肌肉力量，让骨骼能更合理地支撑身体重量。

（3）水中运动：游泳或在水里走路，对骨质疏松患者来说最为合适。

（4）平衡训练：如体操、太极拳等，是预防跌倒、防止髋部骨折的重要方法。需要注意的是，骨质疏松患者要避免弯腰和过度运动，以防脊柱和腰部受损。最应该避免的是跳高、快跑等高强度运动。另外，不要弯腰、扭腰、仰卧起坐等，否则会增加脊柱的压力。其他一些需要常弯腰、扭腰的运动，如打高尔夫球也应该尽量避免，以免造成损伤。

（四）食谱举例及分析

早餐：烤面包片（面包100g）

　　　牛奶（牛乳220g）

午餐：米饭（稻米150g）

　　　肉末烩豆腐（瘦猪肉30g；豆腐95g）

　　　肉片冬瓜汤（瘦猪肉35g；冬瓜50g）

午餐后点心：苹果（苹果100g）

晚餐：韭菜炒肉（韭菜100g；瘦猪肉20g）

　　　米饭（稻米150g）

　　　木耳炒肉（瘦猪肉20g；水发木耳30g）

　　　晚餐后点心：酸奶（酸奶220g）

其他：盐（精盐4g）

　　　植物油（混合油20g）

本食谱提供能量2119.6kcal，蛋白质75.6g，脂肪51.3g，碳水化合物339.5克，钙含量为831.9g，胆固醇含量为151mg。食谱中含蛋白质充足，且肉类、蛋类、奶类和豆类食物都是优质蛋白质，有助于老年骨质疏松症的预防和治疗。食谱中的钙含量较高，利于骨质疏松的预防，如果是已经出现骨质疏松症的老年人，可以增加一些牛奶、鸡蛋、瘦肉等钙质丰富的食物。胆固醇含量较低，适合血脂代谢异常的老人食用。

十六、帕金森病

帕金森病多见于中老年人，是一种很难治疗的疾病。它对患者的生活影响巨大，很多人都对它敬而远之。虽然现在针对帕金森这种疾病并没有彻底治愈的方法，但是如果患者在平常养成良好的生活习惯、作息规律和正确的饮食方法，对病情的发展还是会有很大的帮助。帕金森病患者饮食与普通人有许多相同的基本原则，但还需要根据自身病情对饮食作适当调整。

（一）饮食原则

1. 食物多样，愉快进餐

一天中吃进去的食物应多种多样，谷类、蔬菜类、水果类、奶类或豆类、肉类等应样样俱全。多样化食物能满足身体对各种营养的需要，也使饮食本身富于乐趣。

2. 多吃谷类、蔬菜和水果

谷类中有丰富的碳水化合物、蛋白质、膳食纤维和维生素 B 等营养素。从蔬菜和水果中可以获得维生素 A、维生素 B、维生素 C、多种矿物质和膳食纤维。

3. 常吃奶类和豆类

奶类含丰富的钙质。钙是骨骼构成的重要元素，因此对于容易发生骨质疏松和骨折的老年帕金森病患者来说，每天喝 1 杯牛奶或酸奶是补充身体钙质的极好方法。另外，吃豆腐、豆腐干等豆制品也可以补充钙。

4. 限量吃肉类

由于食物蛋白质中一些氨基酸成分会影响左旋多巴药物进入脑部起作用，因此需限制蛋白质的摄入。每天摄入大约 50 克的肉类，选择精瘦的畜肉、禽肉或鱼肉。

5. 尽量不吃肥肉、荤油和动物内脏

用植物油烹调食物。不吃肥肉、荤油和动物内脏，有助于防止由于饱和脂肪和胆固醇摄入过多给身体带来的不良影响。

6. 每天喝 1200～1500 毫升的水或饮品

水是最好的饮料。摄入充足的水分有利于机体新陈代谢。

7. 服药半小时后进餐

通常服用左旋多巴药物半小时后才进餐，以便药物能更好地吸收。

（二）食物选择

1. 通常每天吃 300～500g 的谷类食物，如米、面、杂粮等。

2. 每天大约吃 300g 的蔬菜或瓜类，1～2 个中等大小的水果。深色的蔬菜最佳，如芹菜、菠菜、油菜、芹菜、空心菜、西蓝花、红苋菜、紫甘蓝等。

3. 肉类选择精瘦肉、去皮禽肉、鱼虾肉最好。尽量避免肥肉、动物内脏和鸡鸭皮的食用。

（三）常见问题

1. 出现咀嚼、吞咽困难怎么办

咀嚼、吞咽困难症状通常出现在中晚期患者。可以采取以下对策。

（1）采用切碎、煮烂食物的方法，或用搅拌机将食物搅成匀浆状。

（2）选用婴儿营养米粉及其他的营养补充制品。

（3）增加进餐次数。

（4）严重者应在医生或营养师的指导下采取经鼻饲管喂食的方法，保证身体获得充足营养。

（5）可按以下方法训练咀嚼、吞咽功能：①多吞咽口水，说话前记住吞咽口水；②每口的食物宜少量，慢慢咀嚼，每口食物吞咽两次；③喝水时每口的水量宜少，慢慢喝。为了防止水吸入气管，喝水时勿仰起头；④用吸管喝水时吸水不要吸得太急，每口的水量也宜少。勿将太长的吸管含在口腔内。

2. 帕金森老人出现便秘怎么办

水分和膳食纤维在控制便秘上有同等重要的作用。膳食纤维能增加粪便量，水分则能软化粪便，二者共同促进肠道排出粪便。如果单纯增加膳食纤维的摄入而忽视了水分的补充，粪便会变得更干结、难以排出。可以采取以下对策。

（1）作息定时。每天做适量的运动，消除精神紧张等因素；

（2）多喝流质，如水、清汤、果汁等。

（3）多吃粗粮（如全麦面包、燕麦片）和薯类（马铃薯、甘薯）。

（4）多吃蔬菜和水果，尤其是含水分多的水果。

（5）切忌滥用泻药。

（四）食谱举例及分析

由于患者的病情、身体耐受以及用药情况等方面各有不同，因此饮食治疗需要个体化，并随情况的改变作相应的调整。如患者同时患有其他疾病，还要兼顾这些疾病的特殊饮食要求。

十七、阿尔茨海默病

目前阿尔茨海默病（AD）的治疗尚无特效疗法，但是正确的营养支持能够预防阿尔茨海默病的发生或延缓疾病的进展，改善患者的营养状况，提高患者的抵抗力，对提高老年人的生存质量来说十分重要。良好的饮食习惯可以帮助老年性痴呆症患者早日康复。

（一）饮食原则

2013 年美国医师药师责任协会（physician committee for responsible medicine, PCRM）发布《饮食预防阿尔茨海默病指南》，提出了降低阿尔茨海默病风险的 7 条饮食原则。

（1）减少饱和脂肪酸和反式脂肪酸摄入。

（2）蔬菜、豆类、水果、全麦应该作为主要食物。

（3）每天一小把坚果或种仁可提供充足的维生素 E。

（4）每天的食谱应有一种提供维生素 B_{12} 的食物。

（5）选择不含铁元素和铜元素的复合维生素，只有在医生指导时再补充铁元素。

（6）避免使用含铝的炊具、抗酸药、发酵粉或其他产品。

（7）每周有氧运动 3 次，每次运动量相当于 40 分钟快步行走。

（二）食物选择

（1）保证充足的主食：以精米、白面等细粮为主。适当添加粗粮，如小米、高粱、玉米等。

（2）保证优质蛋白质的摄入：如鱼、禽肉、牛奶和豆类等。

（3）补充叶酸和维生素 B_{12}：叶酸广泛存在于各类动植物食品中，如蛋类、奶类、豆类、蔬菜和各种坚果中；维生素 B_{12} 主要来源于动物性食物，如肉类、鱼类和禽类。

（4）常吃豆制品：大豆中含有丰富的优质蛋白质和异黄酮、低聚糖、皂苷等活性物质，具有一定的心血管保健作用。常食大豆不仅可以摄取优质蛋白质，还有预防血脂异常、抗癌和预防老年性痴呆症的作用。

（5）常吃鱼类：吃鱼类是为了补充二十二碳六烯酸（DHA）。DHA 主要集中在视网膜、脑和神经突触，与人体视网膜、脑发育有关，还有改变血液流变性、抗肿瘤等效果。这种脂肪酸在鱼油中含量丰富，还能预防心脏病的发生。因此，多吃鱼，尤其是高油脂的鱼，如鲑鱼、鳟鱼和鱿鱼等，可有效预防老年性痴呆症和心脏病。减少饱和脂肪酸和胆固醇的摄入（如动物油、动物内脏、肥猪肉、虾籽）等，从而降低老年性痴呆症发生的风险。

（6）增加维生素的摄入，尤其是维生素 C。维生素 C 和维生素 E 具有清除自由基、延缓衰老的作用。维生素 C 广泛存在于各种食物中，蔬菜和水果中就含有大量的维生素 C。必要时还可以选择维生素补充剂来补充维生素，但不宜过量。

（7）老年性痴呆症患者因感觉弱化，经常感觉不到口渴，所以可以在两餐之间增加液体的摄入，如水、果汁、牛奶等。

（三）常见问题

1. 如何预防老年性痴呆症

（1）积极用脑：如读书、看报、下棋、写字、画画等都是简单却需要用脑的方法。

（2）积极参加体育活动：体育活动可以使全身血液循环加快，使大脑得到充足的氧气的营养。

（3）均衡饮食：避免过多盐分和动物性脂肪的摄入。血压正常的老人每天的盐用量控制在6g以下，高血压患者控制在4g以下。

（4）保持乐观的心态，积极参加社会活动，可以帮助预防老年性痴呆症。

2. 老年性痴呆症患者经常呛咳怎么办

在疾病后期，患者智力严重减退，常出现噎食、吞咽困难而无正常进食，因此可以选择管饲营养，一方面可以减少呛咳、误吸的风险，另一方面又可以防止患者营养不良。

另外，建议老年人养成定时就餐的习惯，就餐环境安静、放松；给予老人充足的就餐时间，防止老人出现呛咳和噎食。

（四）食谱举例及分析

早餐：纯牛奶250ml

小米粥（小米25g）

菜包（青菜30g；面粉40g）

加餐：圣女果（圣女果100g）

中餐：米饭（稻米125g）

青椒牛柳（青椒50g；牛柳70g）

烧豆腐（内酯豆腐100g）

木耳青菜（干木耳5g；青菜100g）

蒜泥拌海带丝（大蒜10g；海带丝80g）

加餐：橘子（橘子100g）

晚餐：米饭（稻米100g）

虾仁炒冬瓜（虾仁60g；冬瓜100g）

炒西葫芦（西葫芦100g）

西红柿紫菜汤（西红柿50g；紫菜3g）

其他：油（植物油20g）

盐（精制盐4g）

本食谱共提供能量1800kcal，提供蛋白质67.5g，脂肪46g，碳水化合物279g。食谱中食物种类较多，符合老年性痴呆症患者的饮食原则。如果患者有吞咽困难，则要把食物做的精细、软烂、易吞咽。

骨质疏松、帕金森病和老年性痴呆症都是老年人常见的疾病，掌握了各种疾病的饮食原则，可以延缓疾病进展、提高患者的生存质量。

参 考 文 献

［1］薛建平，盛玮．食物营养与健康［M］·2版·合肥：中国科学技术大学出版社，2009.

［2］中国营养学会．中国居民膳食指南（2016）［M］．北京：人民卫生出版社，2016.

［3］孙秀发，凌文华．临床营养学［M］．北京：科学出版社，2016.

［4］陈灏珠，钟南山．内科学［M］·8版·北京：人民卫生出版社，2014.

［5］向文江．浅谈烹调加工对食物营养价值的影响［J］．烹调知识，2003，11.

［6］黄承钰．《中国老年人膳食指南》简介［C］．中国营养学会老年营养分会第七次全国营养学术交流会资料汇编，2010.

［7］杨正雄，李清平，张坚，等．复合营养素补充剂对中老年人营养状况及健康影响的研究［J］．卫生研究，2003.

［8］中华医学会心血管病学分会，中国老年学学会心脑血管病专业委员会．老年高血压的诊断与治疗中国专家共识(2011版)［J］．中华内科杂志，2012，51（1）：76－82.

［9］邹文淑，王剑峰，周莉华，陈霞，卿秀，周从良．老年单纯收缩期高血压的诊治进展［J］．中华老年心脑血管病杂志，2014，16（12）：1343－1344.

［10］李建军．2016年ESC/EAS血脂异常管理指南的热点解读［J］．中国循环杂志，2017，32（1）：5－7.

［11］何耀．国际血脂防治指南的解读及其对我国临床实践的指导意义［J］．中华老年病研究电子杂志，2016，3（2）：13－17.

［12］史旭波，胡大一．有关我国血脂异常防治策略专家会议纪要［J］．中华内科杂志，2014，53（4）：316－317.

［13］耿慧，刘梅林．老年人血脂异常的治疗进展［J］．中华老年心脑血管病杂志，2014，16（7）：768－769.

［14］殷秀凤，赵桂英．高脂血症与三大疾病的营养分析［J］．中国实用医药，2012，07（7）：230－231.

［15］陈文贵．低脂饮食不能预防冠心病［J］．中华养生保健，2017，（3）：75.

［16］中华医学会呼吸病学分会哮喘学组．支气管哮喘防治指南（2016年版）

［J］．中华结核和呼吸杂志，2016，39（9）：675 – 697.

［17］张心月．哮喘患者的饮食调理［J］．健康博览，2016，（5）：58.

［18］商洛．哮喘患者如何饮食［J］．中华养生保健，2015，（7）：14 – 15.

［19］凌建春．哮喘患者在饮食调养中应注意的问题［J］．健康向导，2013，19
（2）：53.

［20］丁艳苓，姚婉贞．呼吸困难是慢性阻塞性肺疾病的主要症状［J］．中华结
核和呼吸杂志，2013，36（2）：149 – 151.

［21］中华医学会呼吸病学分会慢性阻塞性肺疾病学组．慢性阻塞性肺疾病诊治
指南（2013 年修订版）［J］．中华结核和呼吸杂志，2013，36（4）：
255 – 264.

［22］蔡珊．慢性阻塞性肺疾病患者夏季也不能停药［J］．中华养生保健，
2016，（9）：38.

［23］徐瑞琼．社区老年慢性阻塞性肺疾病的健康指导［J］．医学信息，2017，
30（5）：212 – 213.

［24］王明航．慢性阻塞性肺疾病患者食疗药膳怎么吃［J］．家庭医学，2016，
（10）：7.

［25］郜晓红．冠心病患者的饮食营养教育分析［J］．临床合理用药杂志，
2014，7（13）：187 – 188.

［26］高宇，雷晓春，布凡．北京市社区脑卒中高危人群患病危险因素研究
［J］．中国全科医学，2013，16（36）：4261 – 4264.

［27］霍世会，郑大勇，李晓芸，杨勇，常馨．出血性和缺血性脑卒中患者危险
因素比较［J］．中国老年学杂志，2015，（8）：2043 – 2045.

［28］中华医学会神经病学分会．中国急性缺血性脑卒中诊治指南 2014［J］．中
华神经科杂志，2015，48（4）：246 – 257.

［29］姚爱娜．脑卒中患者的饮食保健［J］．健康向导，2013，19（2）：23.

［30］袁秀红．探讨脑卒中的社区健康教育指导［J］．医学信息，2015，（9）：
274 – 275.

［31］张晓莉，郑松柏．消化系统老化与临床［J］．中国临床医生杂志，2015，
43（3）：3 – 6.

［32］张超，刘海娟，等．河北省农村老年居民消化系统慢性疾病对健康状况的
影响．河北医药，2014，36（7）：1077 – 1079.

［33］王丽媛．质子泵抑制剂联合胃黏膜保护剂治疗老年消化性溃疡的临床观察.
中国医药导刊，2016，18（7）：741 – 743.

［34］沈锡中，高虹．消化系统药物在老年人中的应用［J］．医药导报，2000，

19（6）：579－580.

[35] 贾平，朱海杭．营养状况与胃食管反流病关系的研究进展［J］．国际消化杂志，2016，36（5）：261－262.

[36] 李微浩．57 例老年消化性溃疡临床分析［J］．中国老年保健医学，2009，7（5）：67－68.

[37] 武胜，李霞，等．老年人消化性溃疡的危险因素［J］．中国老年学杂志，2014，34：2882－2884.

[38] 童小军．消化性溃疡的营养治疗［J］．中国医药指南，2012，25：670－671.

[39] 郭可可．老年便秘的饮食及生活护理分析［J］．中国当代医药，2012，19（9）：124.

[40] 郑丽华，贾兰斯．治疗便秘药物的合理选择［J］．中国临床医生杂志，2007，35（4）：62－63.

[41] 石风群．消化性溃疡的家庭护理［J］．南方护理学报，2004，11（5）：44－45.

[42] 车笛．糖尿病机制三合为一［J］．生理科学进展，2000，31（4）：340.

[43] 李金存．糖尿病的发病因素及治疗［J］．中国保健营养（中旬刊），2013，10 61－63.

[44] 朱姿英，薛耀明．高三酰甘油血症和 2 型糖尿病［J］．中国糖尿病杂志，2003，11（2）：153－154.

[45] 中国老年学学会老年医学会老年内分泌代谢专业委员会．老年糖尿病诊疗措施专家共识（2013 年版）［J］．中华内科杂志，2014，53（3）243－251.

[46] 刘世华．糖尿病患者实施饮食营养健康管理效果评价［J］．医学信息（下旬刊），2013，26（4）：342－343.

[47] 范丽凤，潘长玉，田慧，等．全程糖尿病健康教育模式的建立与实践［J］．中华护理杂志，2001，36（4）：249－252.

[48] 池建昌，高从军．血糖波动与糖尿病慢性并发症［J］．中国实用医药，2017，12（4）：192－194.

[49] 张玉梅．痛风发病机制的研究进展［J］．医学综述，2012，18（15）：2441－2444.

[50] 夏道宗，钟怡平．痛风的营养与饮食疗法研究进展［J］．浙江中医药大学学报，2012，36（11）：1249－1252.

[51] 曹慧文．痛风患者的中西医结合营养保健护理［J］．中国保健营养（中旬

刊), 2013, 6: 257 - 257.

[52] 刘珊珊, 朱大乔, 王蓓. 医务人员干预超重和肥胖行为的现状及影响因素研究 [J]. 中国实用护理杂志, 2013, 29 (31): 1 - 4.

[53] 武阳丰, 马冠生, 胡永华, 等. 中国居民的超重和肥胖流行现状 [J]. 中华预防医学杂志, 2005, 39 (5): 316 - 320.

[54] 曲伸. 2016 美国临床内分泌医师学会肥胖治疗指南的解析和探讨 [J]. 中华内分泌代谢杂志, 2017, 33 (3): 190 - 193.

[55] 杨凌辉, 邹大进. 肥胖致胰岛素抵抗的机制 [J]. 中华内分泌代谢杂志, 2002, 18 (3): 244 - 246.

[56] 张锐芝, 巢健茜, 徐辉, 等. 老年人肥胖与主要慢性病的关系 [J]. 中华疾病控制杂志, 2017, 21 (3): 233 - 236.

[57] 王海鑫, 刘香杰, 刘畅. 论营养与肥胖 [J]. 中国保健营养, 2016, 26 (19): 383 - 384.

[58] 蔡东联. 实用营养师手册 [J]. 北京: 人民卫生出版社, 2009.

[59] 张悦, 荣阳, 荣根满. 帕金森病的早期诊断治疗分析与临床研究 [J]. 中国医药指南, 2017, 4: 65 - 66.

[60] 刘海韵, 周玲. 饮食因素与阿尔茨海默病 [J]. 国外医学: 地理分册, 2006, 26 (2): 74 - 77.